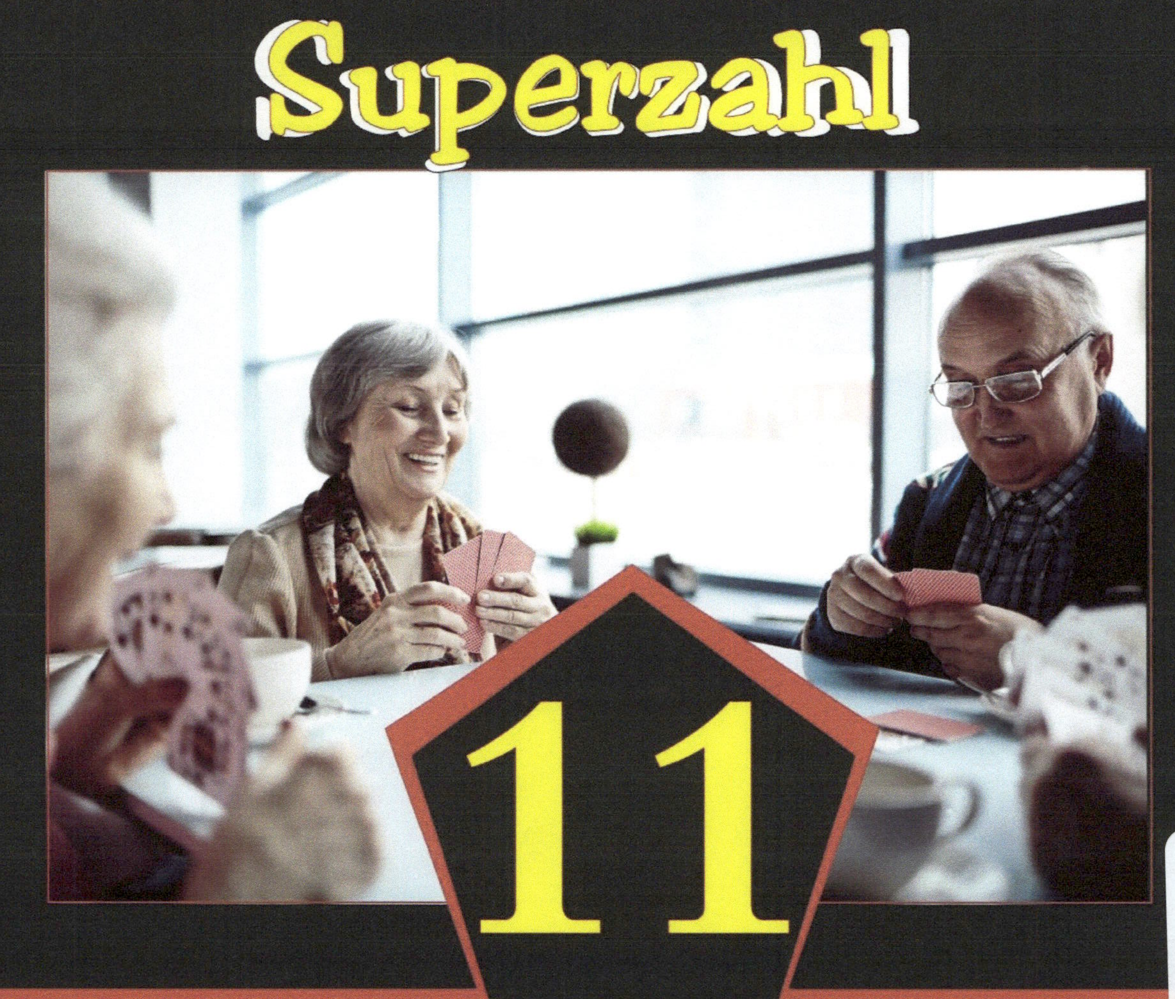

Karten-Ablegefeld

Karten-Ziehfeld

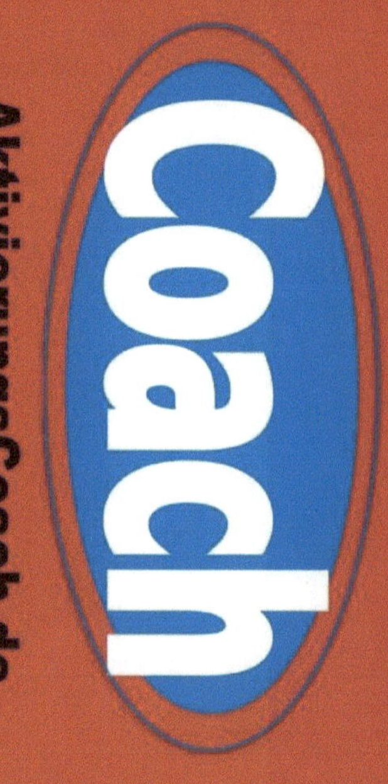
Coach
AktivierungsCoach.de

Superzahl

Ein einfaches und leicht zu verstehendes Kartenspiel für 4 bis 6 Senioren.

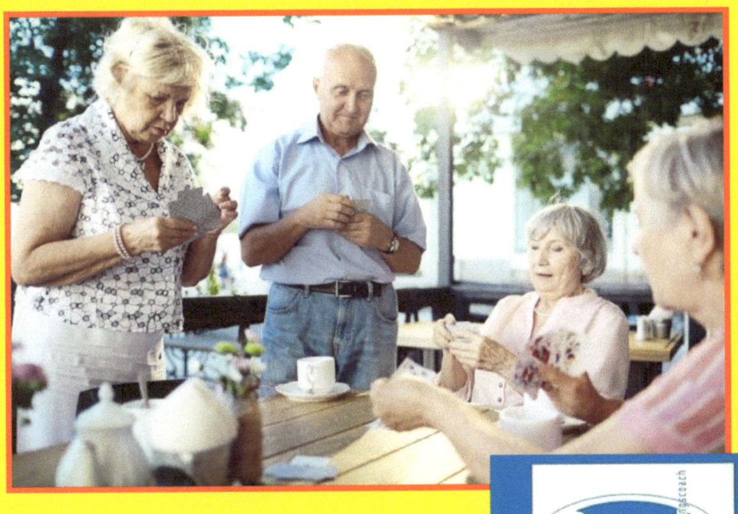

Copyright © 2018 by Denis Geier

Herstellung und Verlag: CreateSpace, USA

ISBN-13: 978-1727884753

ISBN-10: 1727884752

Sie finden uns im Internet unter

www.AktivierungsCoach.de

Das Werk, ist urheberrechtlich geschützt.
Jede Verwendung ist ohne Zustimmung unzulässig.
Zuwiderhandlungen werden strafrechtlich verfolgt.

....

Quellenangabe:
Autor: Denis Geier, Buchcover Foto: © envato.com/ diego_cervo,
Buchcover Illustration der Karten © Can Stock Photo / Aleutie, Foto
Seite 1: © envato.com/ Pressmaster, Foto der Aufgabenkartenvorla-
gen Seite 2 bis 25: © envato.com/ Pressmaster, Illustration Karten-
motiv Seite 27 bis 71 © Can Stock Photo / Aleutie.

Liebe Kolleginnen und Kollegen,

bevor Sie ihre Bewohner mit diesem einfachen Kartenspiel überraschen können, müssen Sie zuerst noch sämtliche Vorlagen aus diesem Heft ausschneiden und –

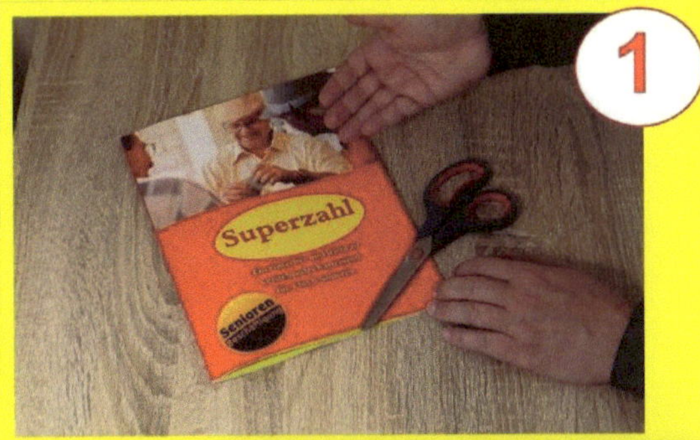
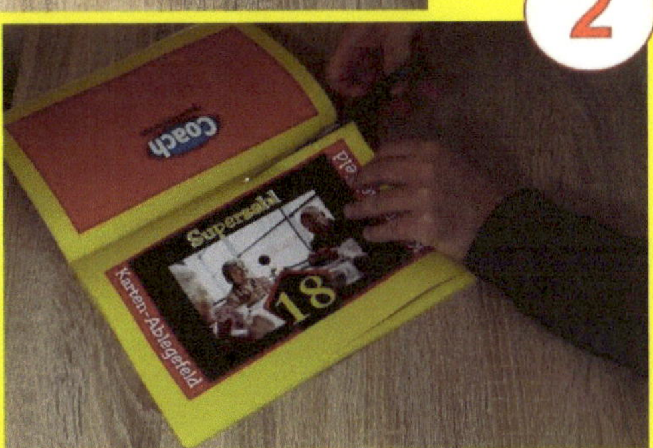
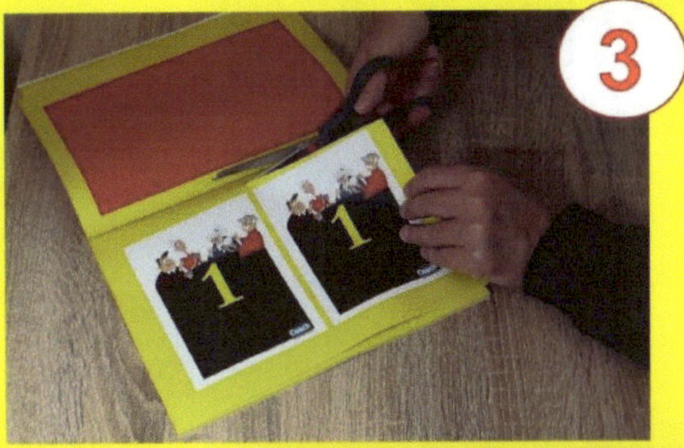
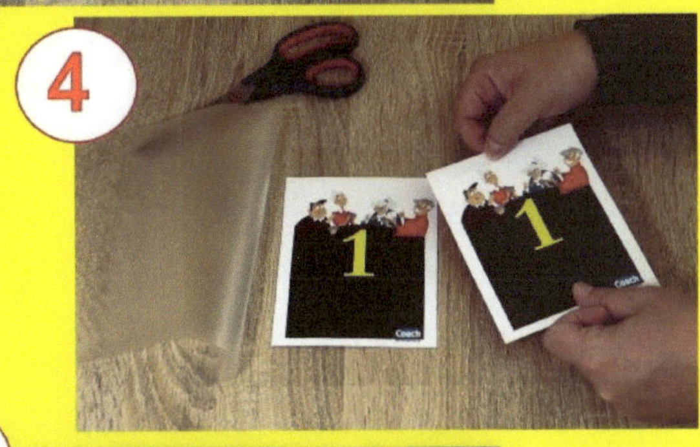
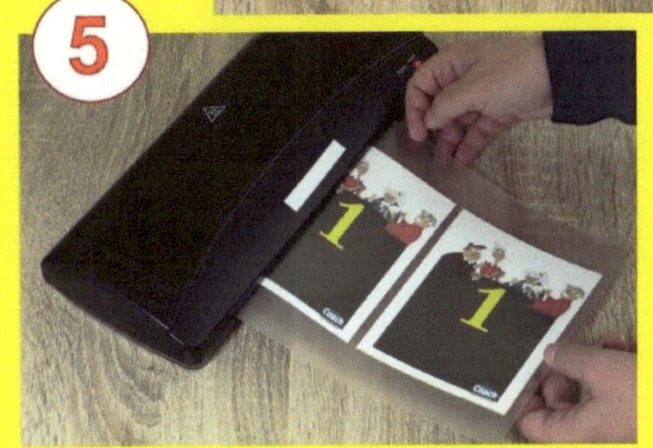

idealerweise mit einem Laminiergerät – jede Spielkarte und Aufgabenkarte einzeln einschweißen. Haben Sie alle diese Vorlagen laminiert, kann es auch schon losgehen.

Mischen Sie nun als Erstes die 12 Aufgabenkarten und legen Sie diese verdeckt in die Mitte des Spieltisches. Anschließend mischen Sie bitte die Spielkarten. Ist dies geschehen, verteilen Sie bitte diese Spielkarten im Uhrzeigersinn an die Mitspieler. Jeder Spieler erhält drei Spielkarten, die er für die anderen Mitspieler nicht sichtbar in der Hand halten

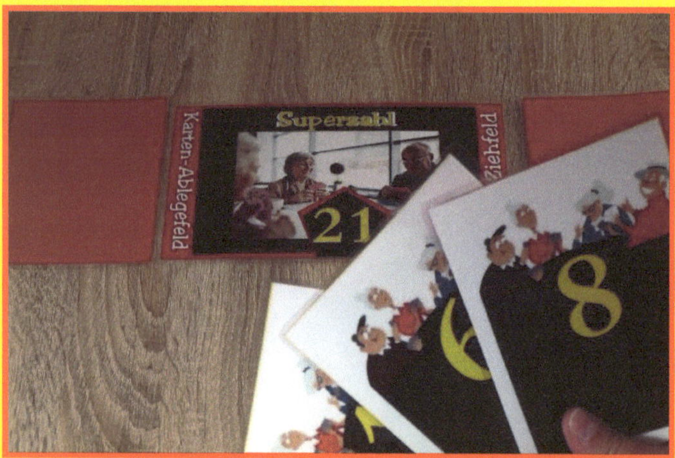

darf. Die übrigen Spielkarten werden jetzt rechts neben die Aufgabenkarten gelegt (Karten-Ziehfeld). Hat sich jeder mit seinen Karten vertraut gemacht, wird die oberste Aufgabenkarte umgedreht. Auf dieser Karte steht nun die „Superzahl". Das Ziel des Kartenspiels besteht jetzt darin, als Erster genau diese Superzahl mit seinen drei Karten zu erreichen. Dazu werden alle Kartenzahlenwerte addiert, also zusammengezählt. Hat niemand der Spieler diese Superzahl auf der Hand, beginnt das Spiel im Uhrzeigersinn. Der Spieler links neben dem Kartenverteiler beginnt. Dieser Spieler muss jetzt eine seiner drei Karten verdeckt auf dem „Karten-

Ablegefeld" links neben den Aufgabenkarten ablegen und darf sich anschließend eine neue Karte vom „Karten-Ziehfeld" rechts nehmen. Hat dieser Spieler durch diese neue Karte nun die gesuchte Superzahl (Zusammenzählen der Kartenwerte), hat er aber trotzdem noch nicht gewonnen, dann nun muss er warten, bis er wieder an der Reihe ist. Als Nächstes ist erst einmal der Mitspieler links an seiner Seite dran. Dieser Spieler wiederholt den hier gerade erklärten Spielablauf (Ablegen, Ziehen, Kopfrechnen). Gewonnen hat am Ende der Spieler, der als Erstes wieder an der Reihe ist und dabei den gesuchten Superzahlenwert mit seinen Karten durch <u>Addition</u> ablegen kann – und dies auch tut. Gerne kann er dabei „Gewonnen!" oder „Fertig!" in die Runde rufen.
Viel Vergnügen.

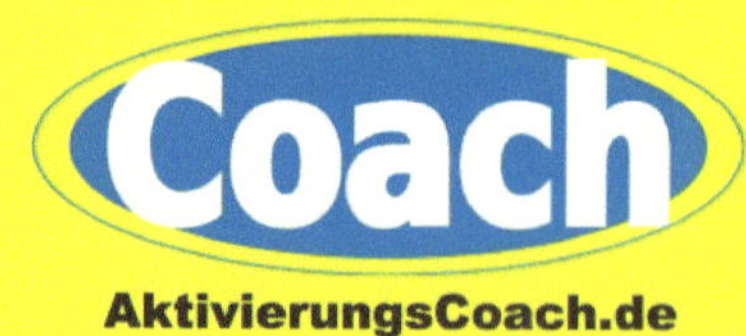

Info für Alltagsbegleiter: Erklären Sie bitte das Spiel (Spielregeln u. Ablauf) Ihren Bewohnern mit Ihren eigenen Worten so, dass es von allen Bewohnern verstanden wird. Sind die Spielkarten vom Karten-Ziehfeld während des Spieles aufgebraucht, tauschen Sie die Spielkarten bitte aus. Dazu werden die Spielkarten vom Karten-Ablegefeld neu gemischt und danach auf das Karten-Ziehfeld gelegt. Nun kann das Spiel weitergehen, bis jemand die gesuchte Superzahl zusammenhat.

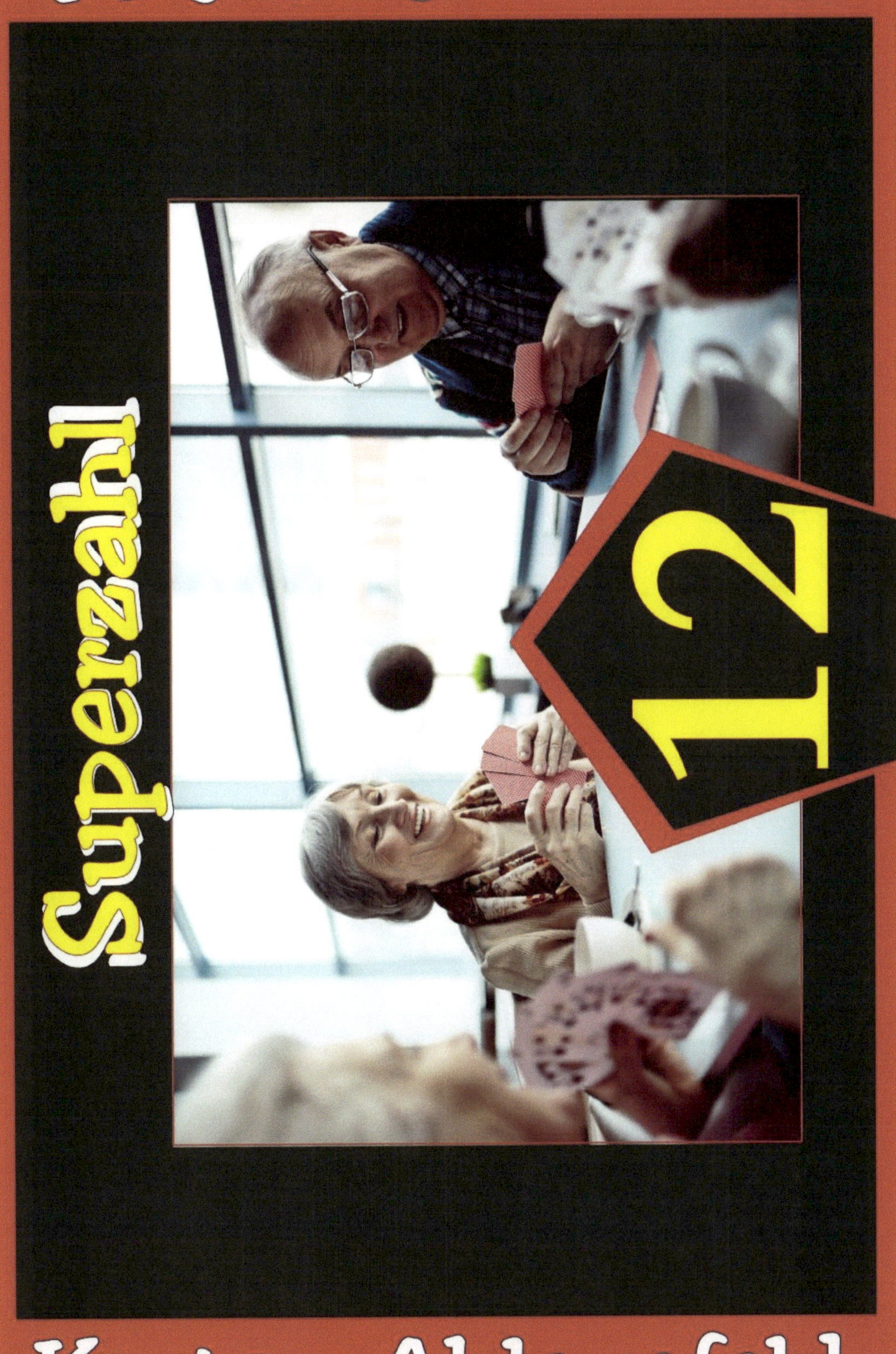

Karten-Ziehfeld
Superzahl
12
Karten-Ablegefeld

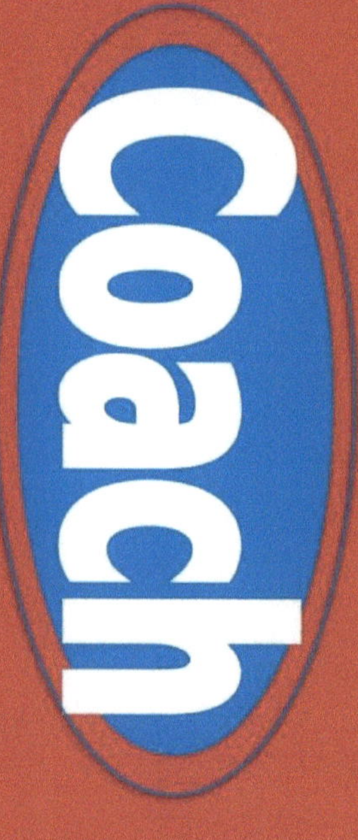
Coach
AktivierungsCoach.de

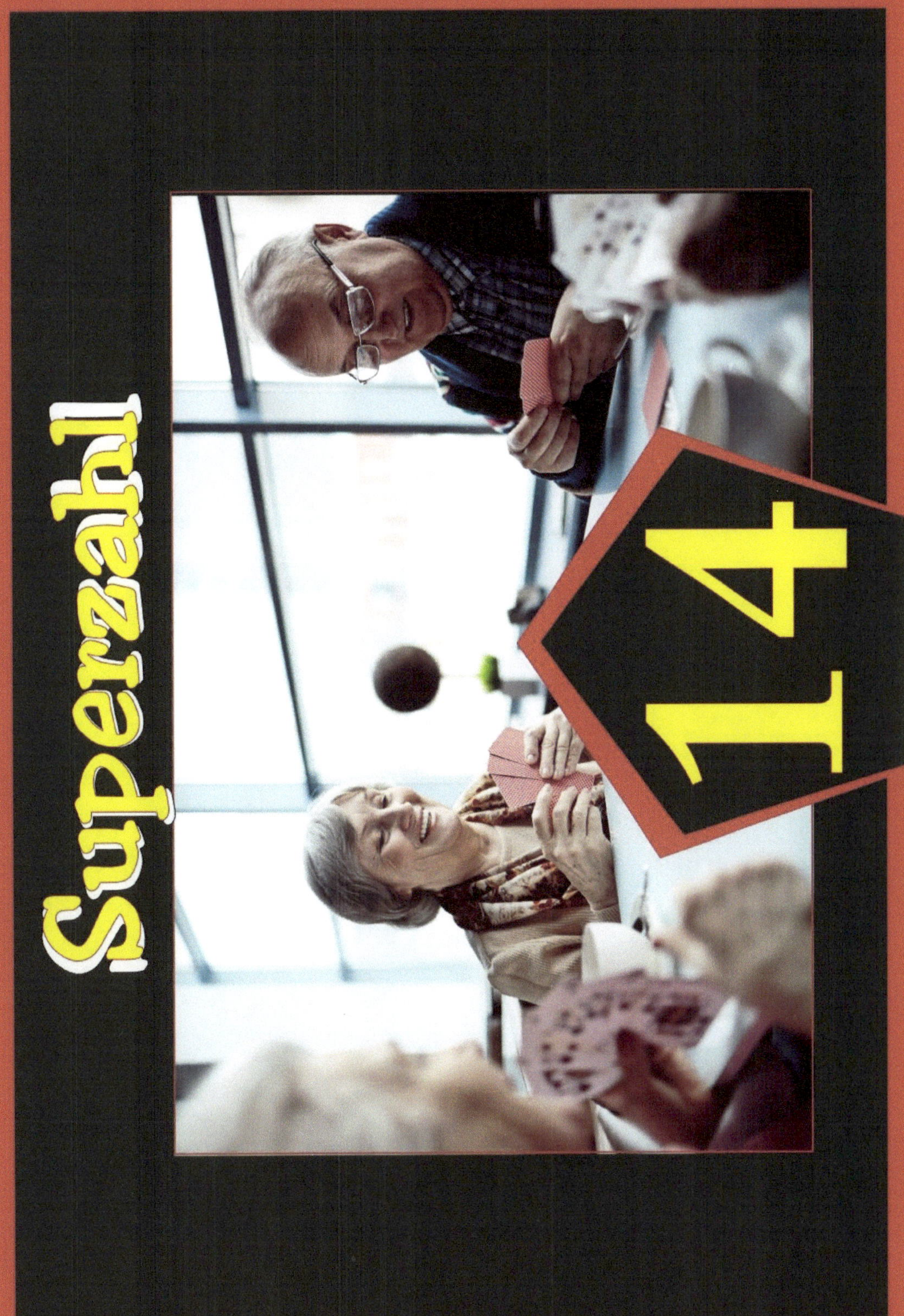

Karten-Ziehfeld
Superzahl
14
Karten-Ablegefeld

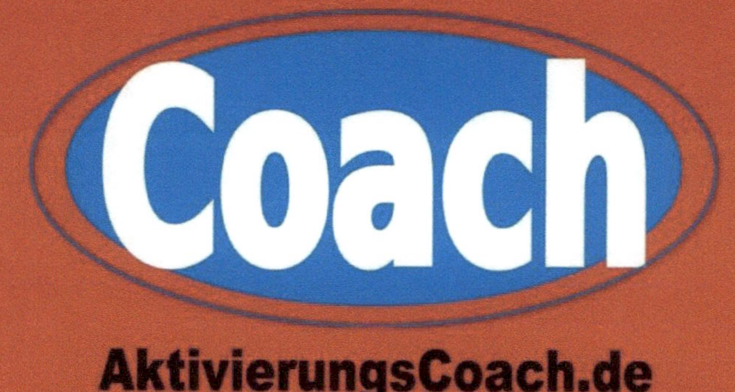
Coach
AktivierungsCoach.de

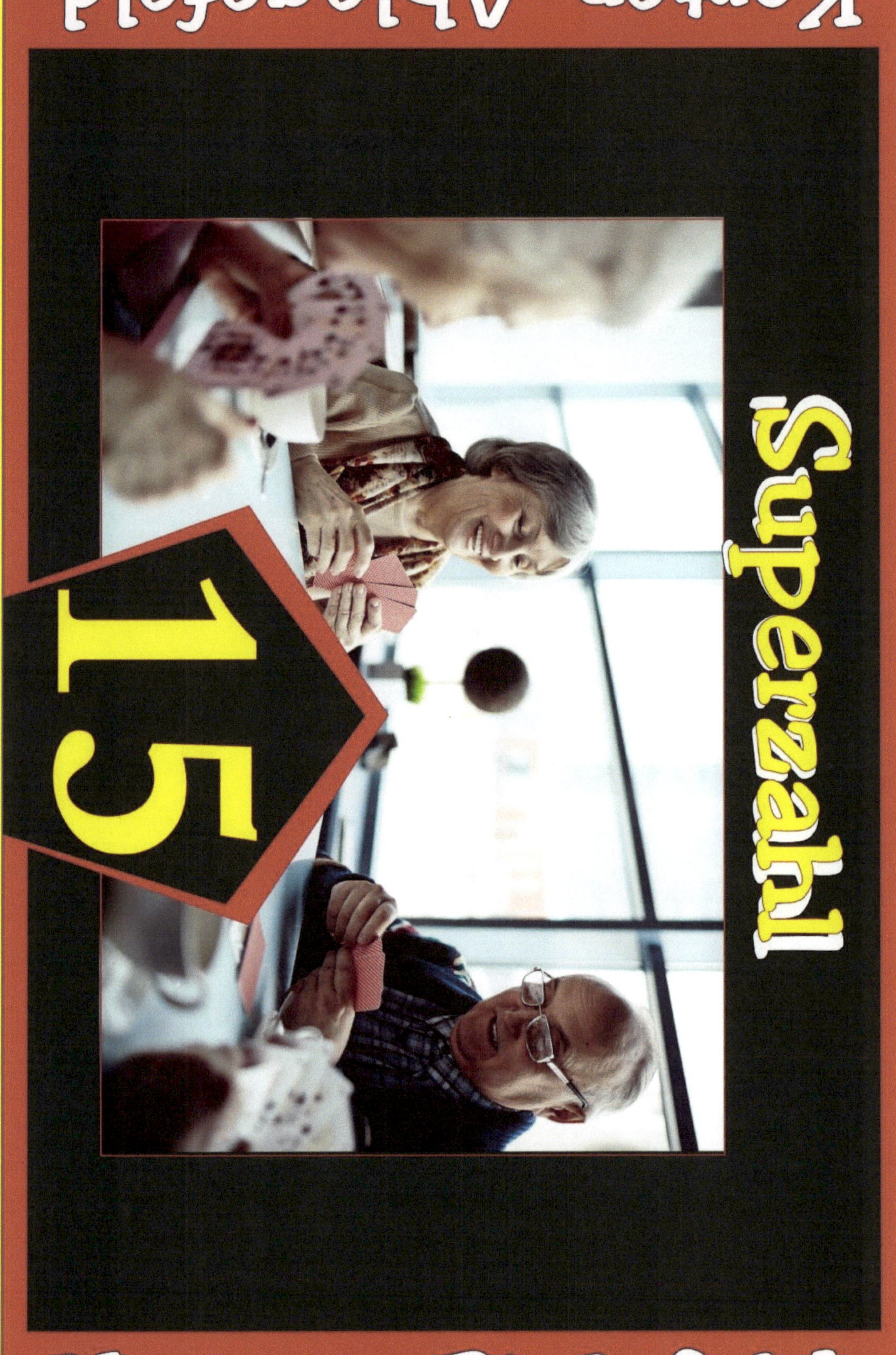

Karten-Ablegefeld
Superzahl
15
Karten-Ziehfeld

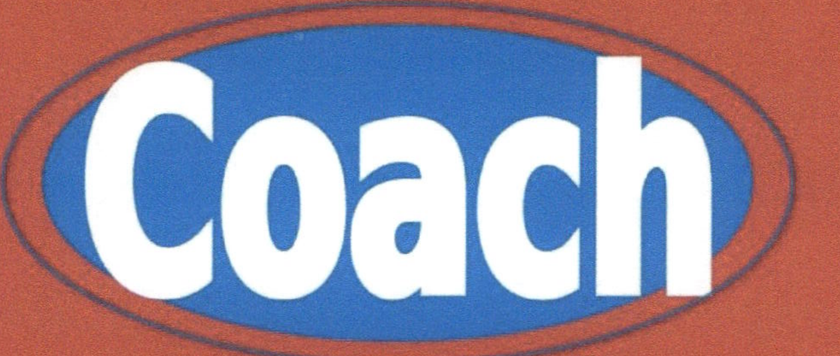
Coach
AktivierungsCoach.de

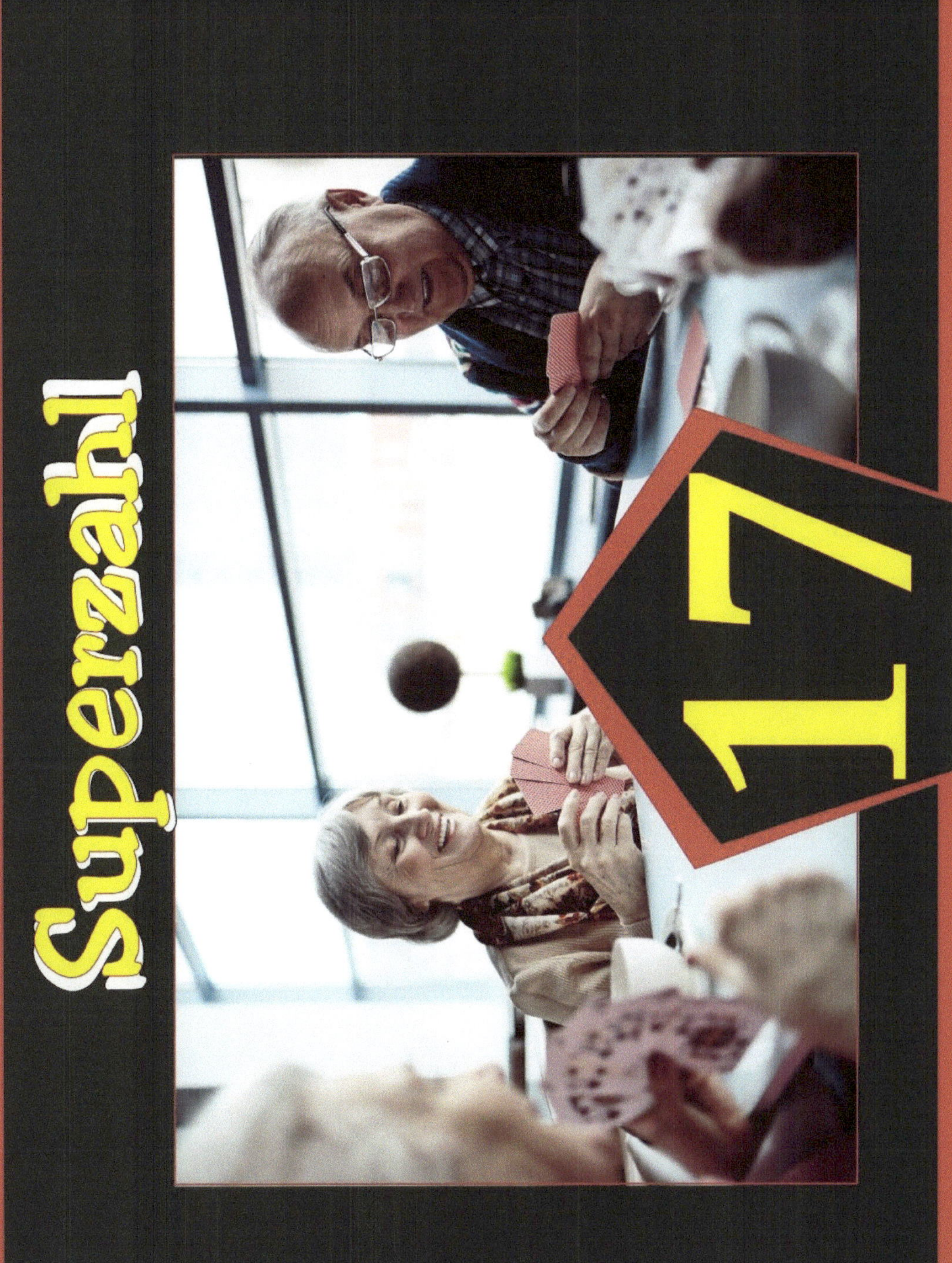

Karten-Ziehfeld
Superzahl
17
Karten-Ablegefeld

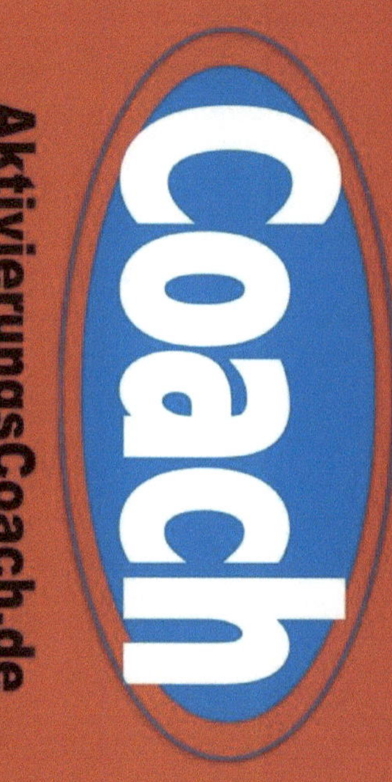

Coach
AktivierungsCoach.de

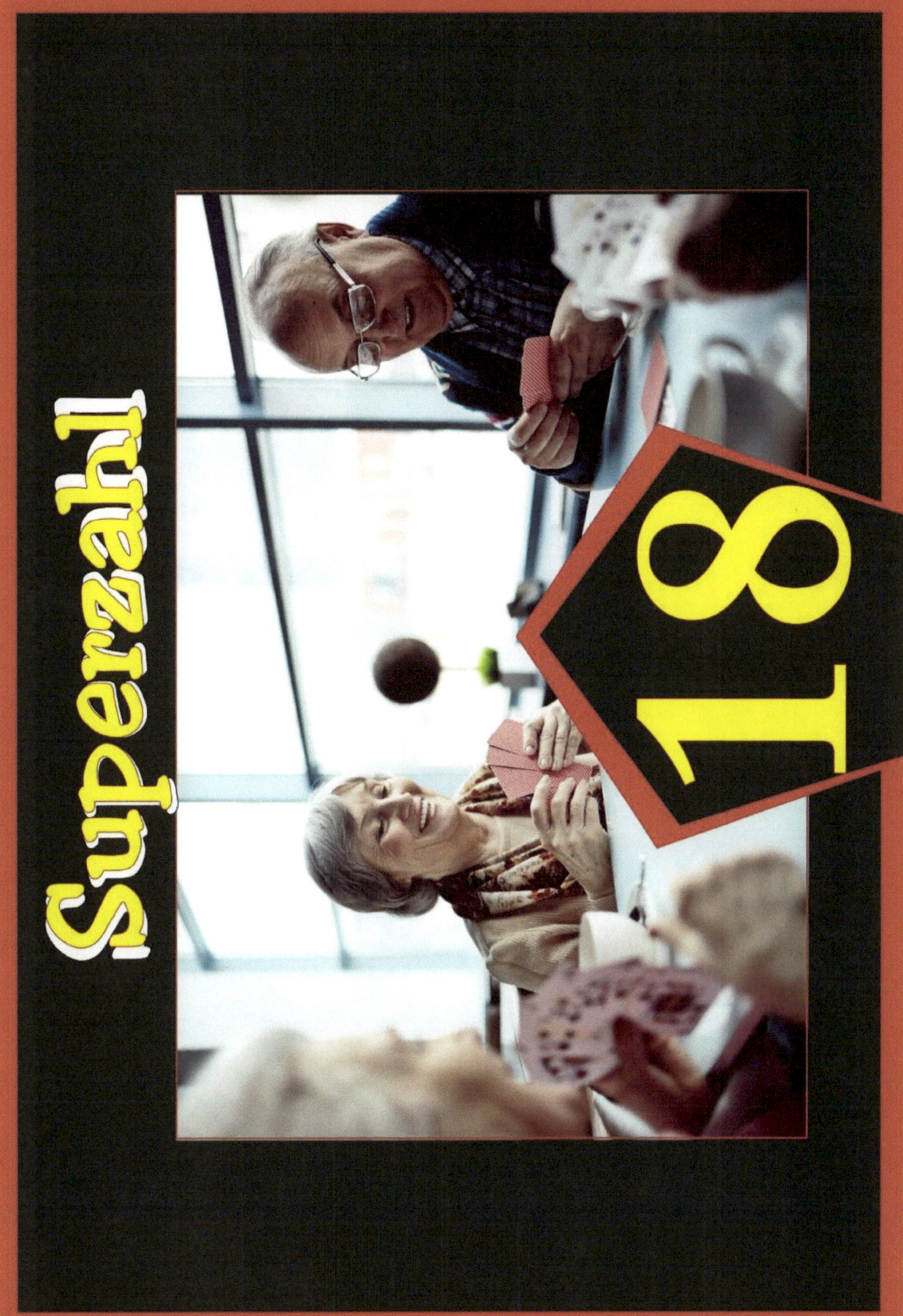

Karten-Ziehfeld
Superzahl
18
Karten-Ablegefeld

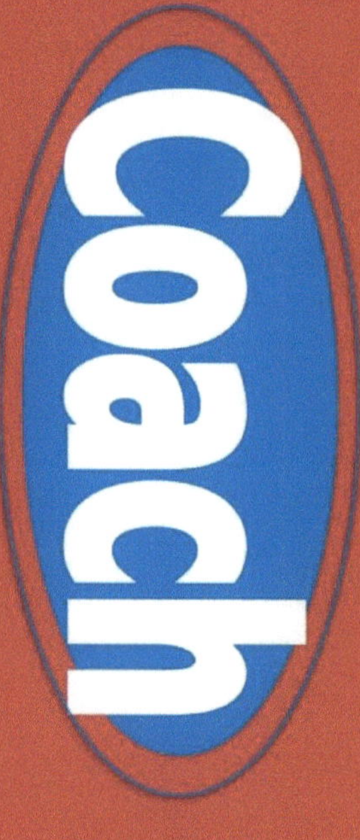
Coach
AktivierungsCoach.de

Karten-Ziehfeld
Superzahl
19
Karten-Ablegefeld

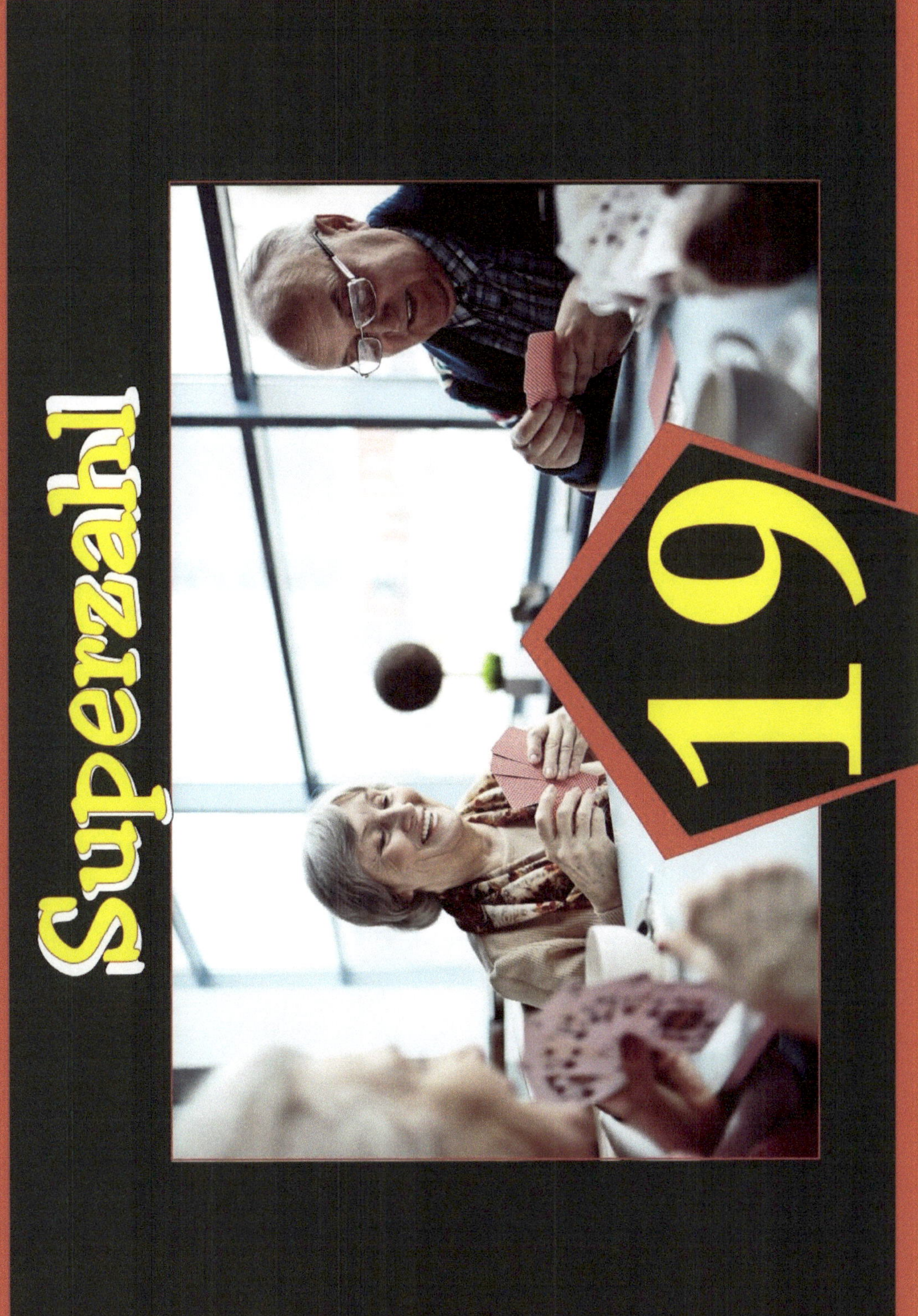

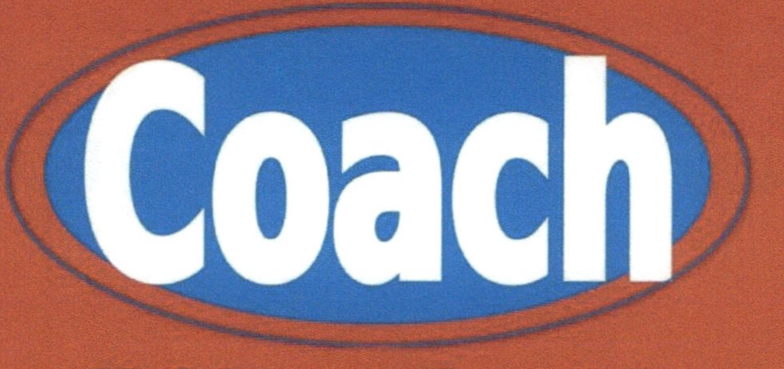

Coach
AktivierungsCoach.de

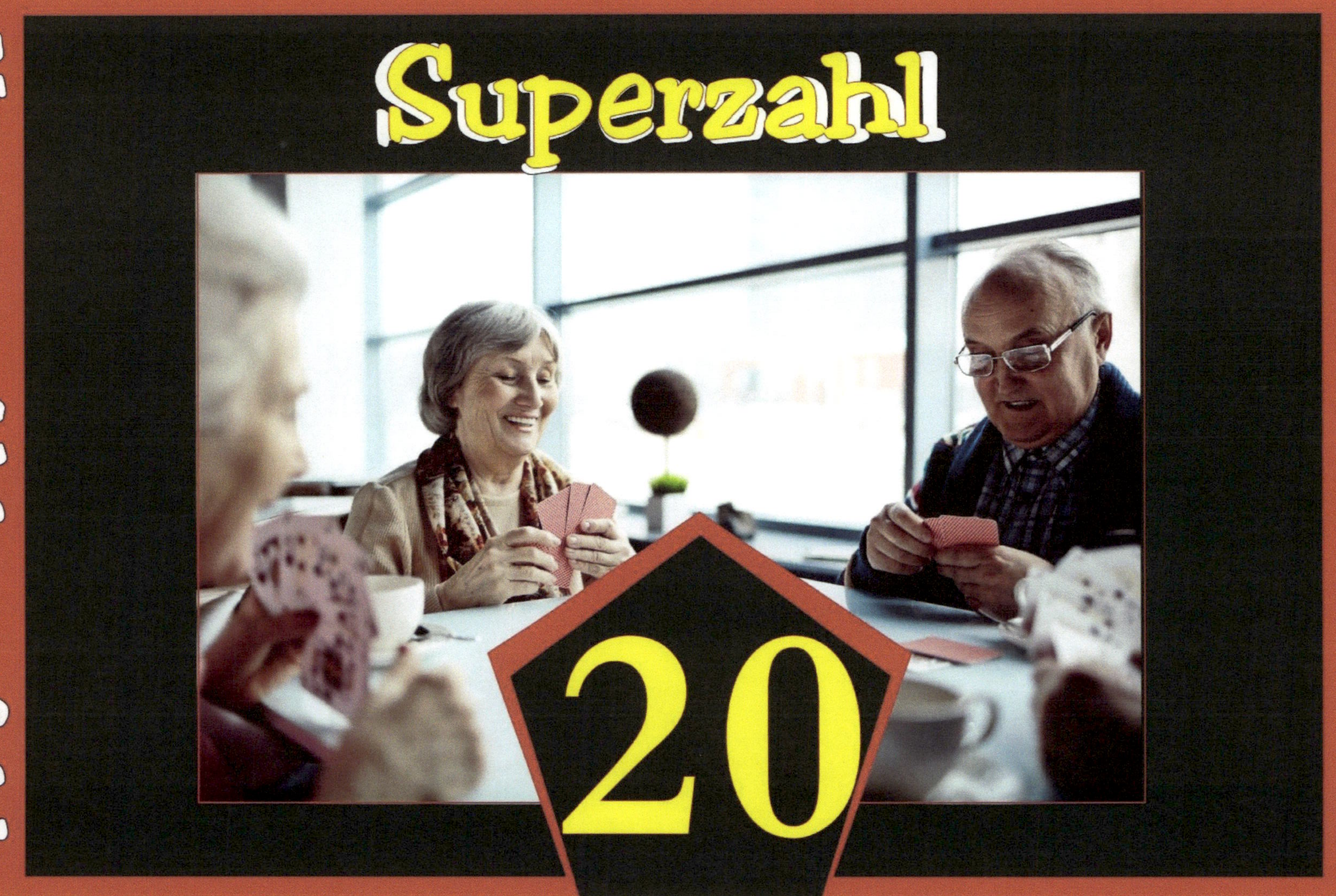
Superzahl
20
Karten-Ablegefeld
Karten-Ziehfeld

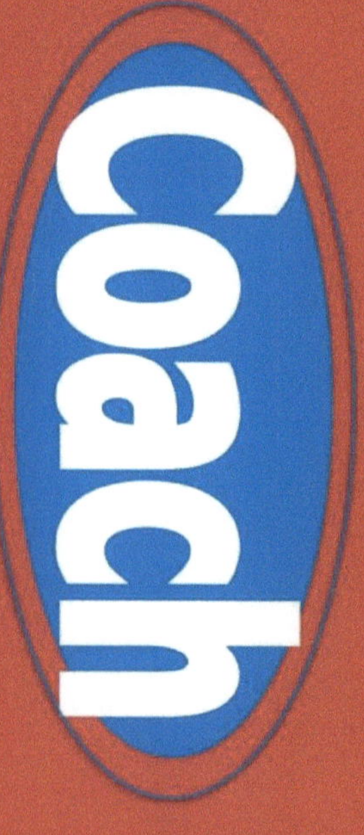

Coach
AktivierungsCoach.de

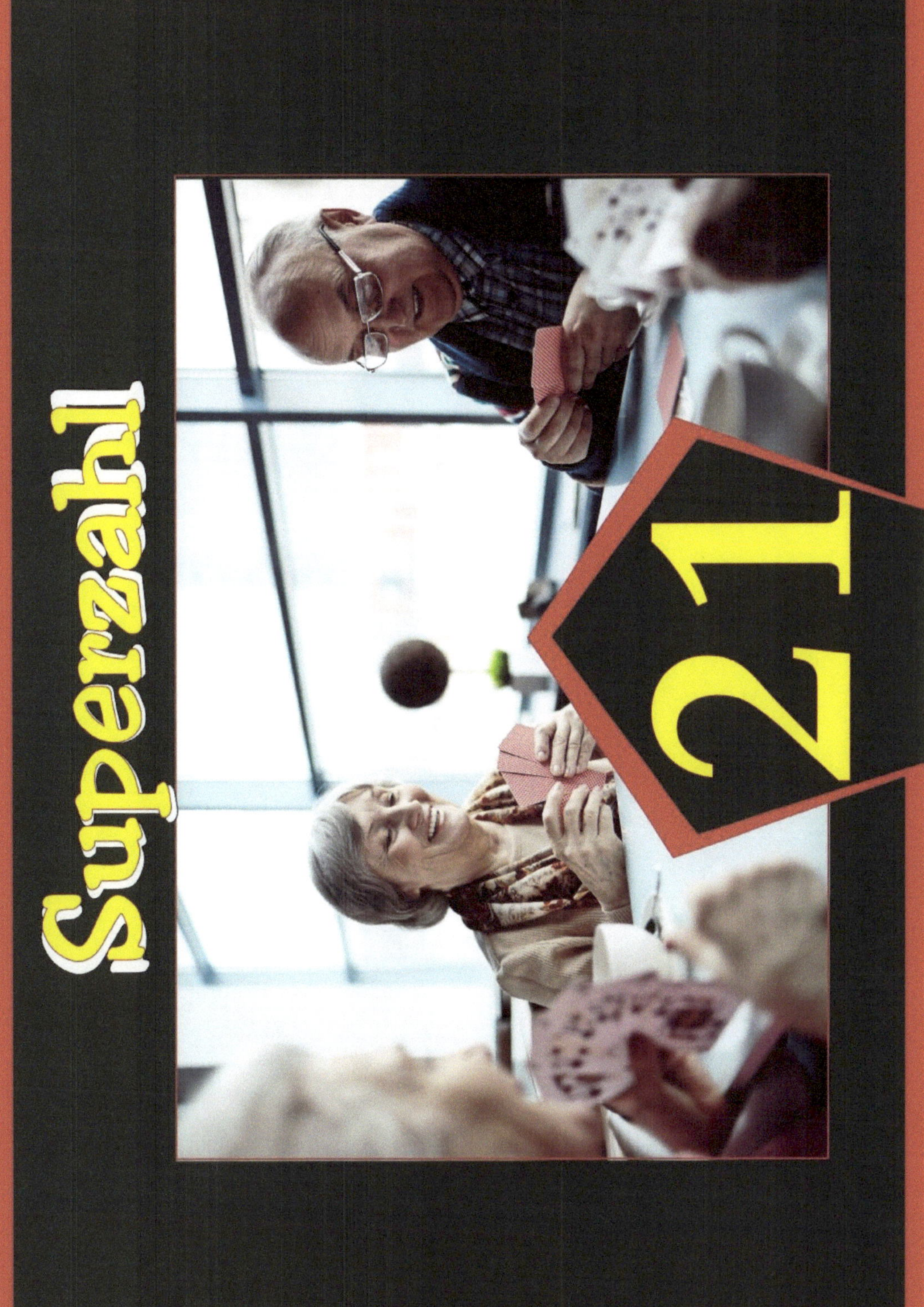
Karten-Ziehfeld
Superzahl
21
Karten-Ablegefeld

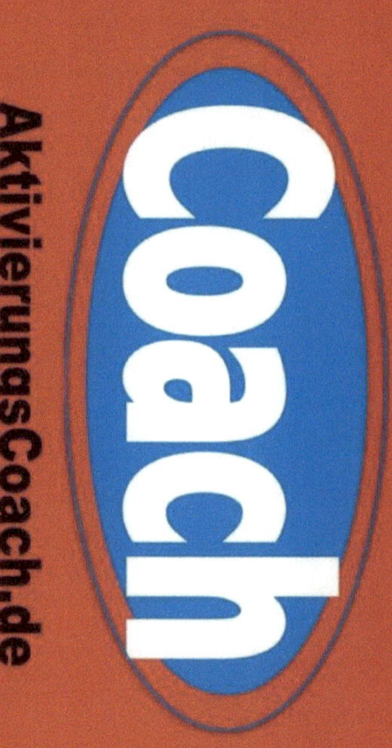

Coach
AktivierungsCoach.de

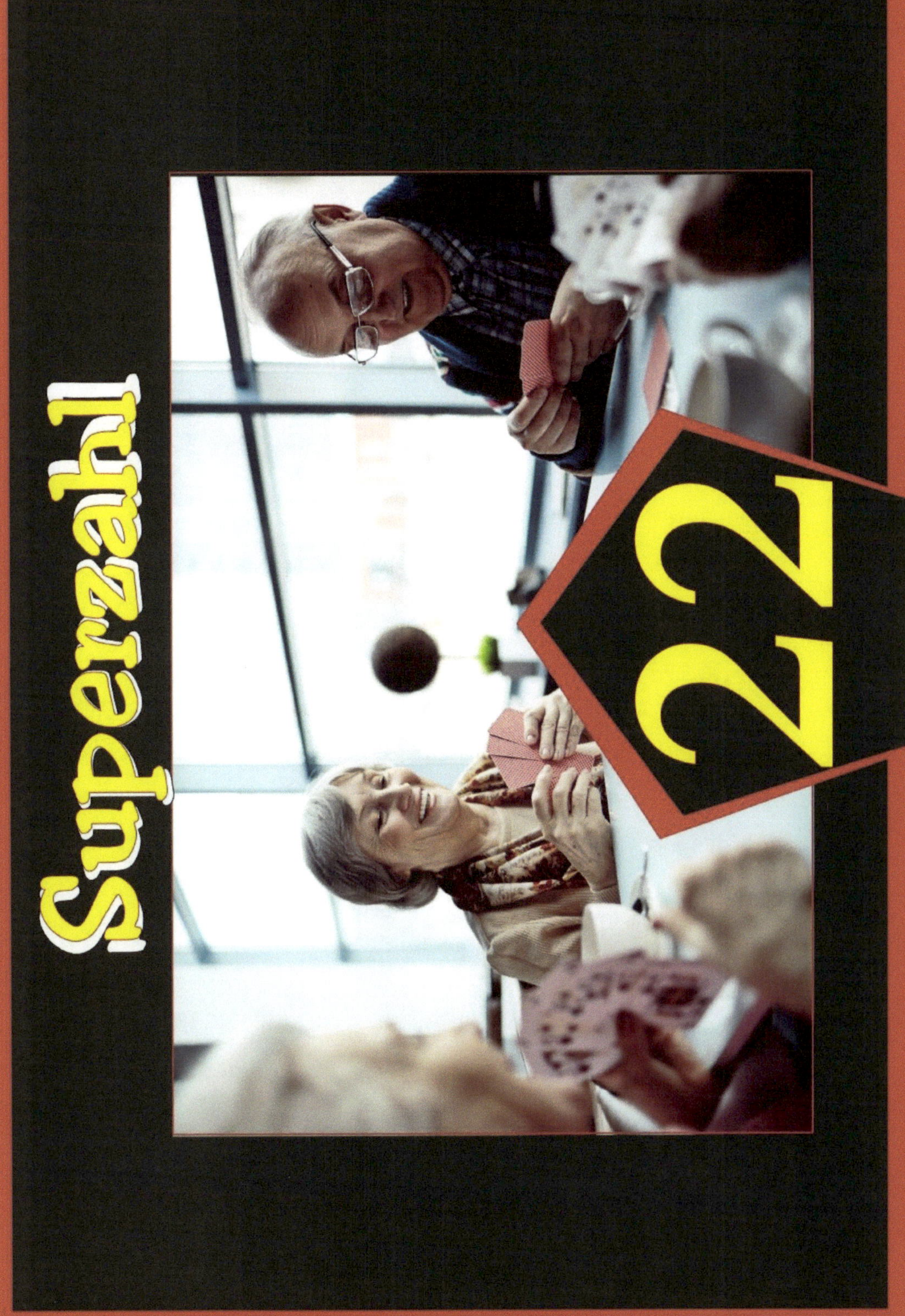

Karten-Ablegefeld

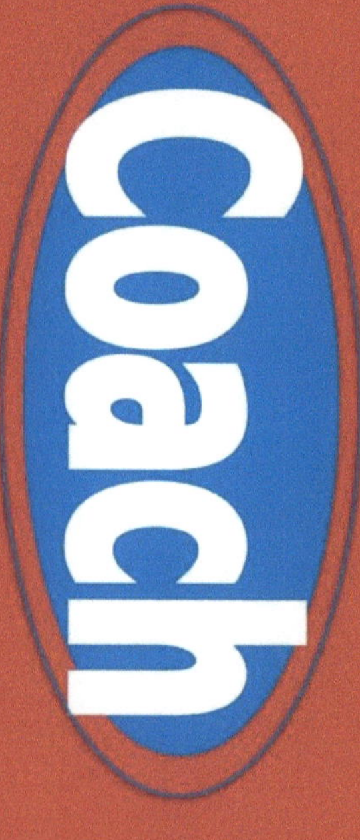

Coach
AktivierungsCoach.de

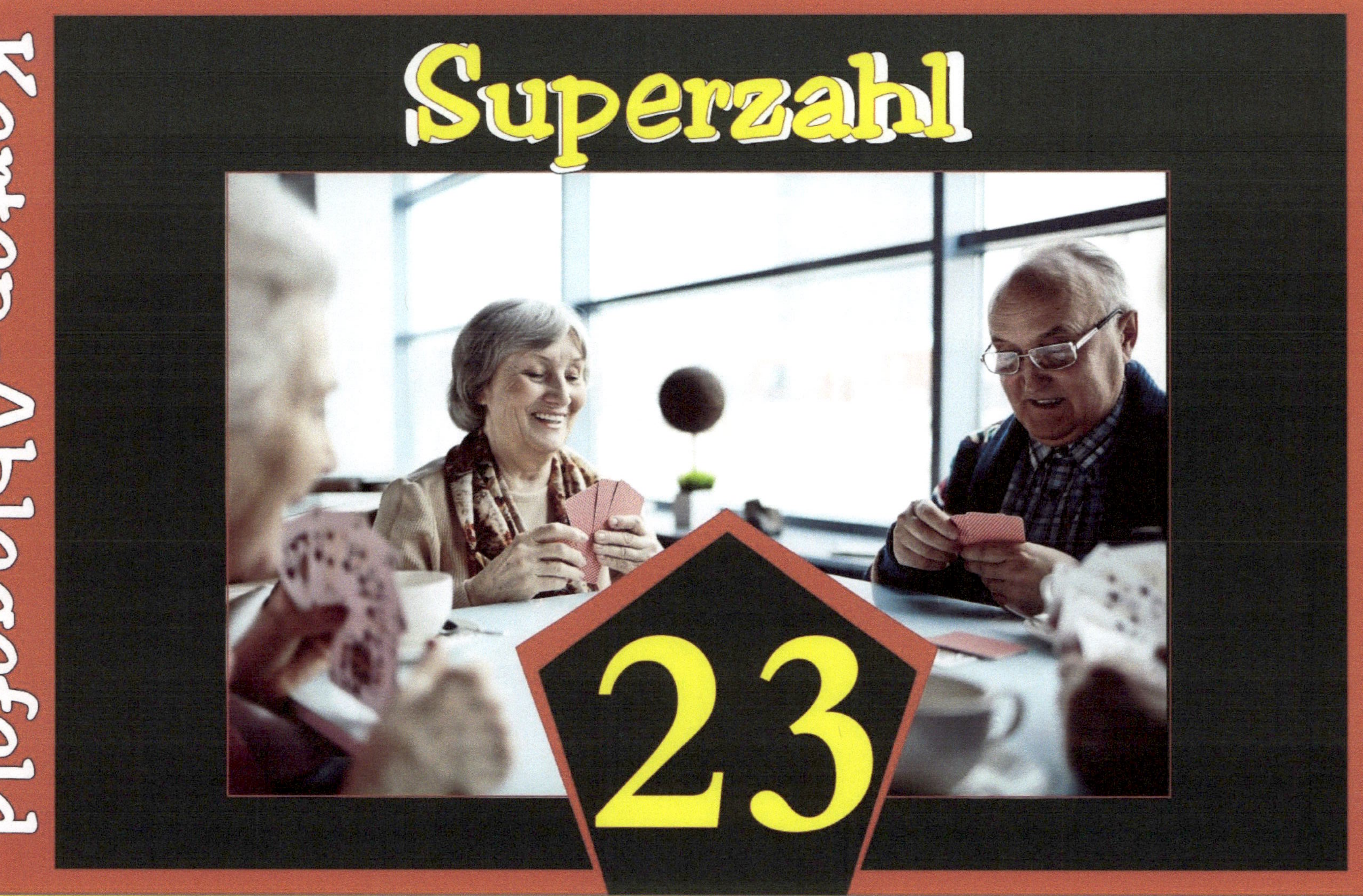

Superzahl
Karten-Ablegefeld
Karten-Ziehfeld
23

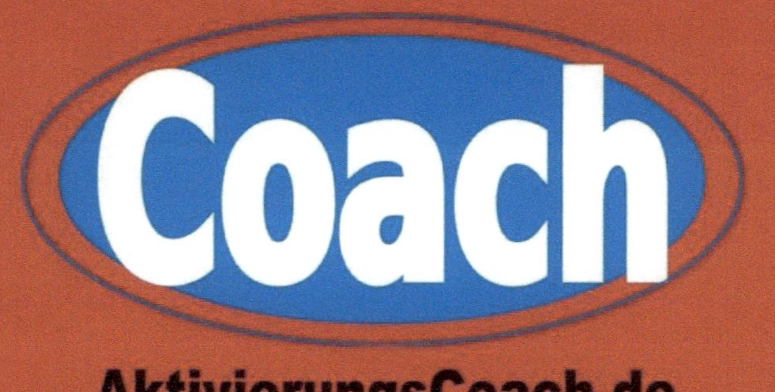

Coach
AktivierungsCoach.de

Superzahl

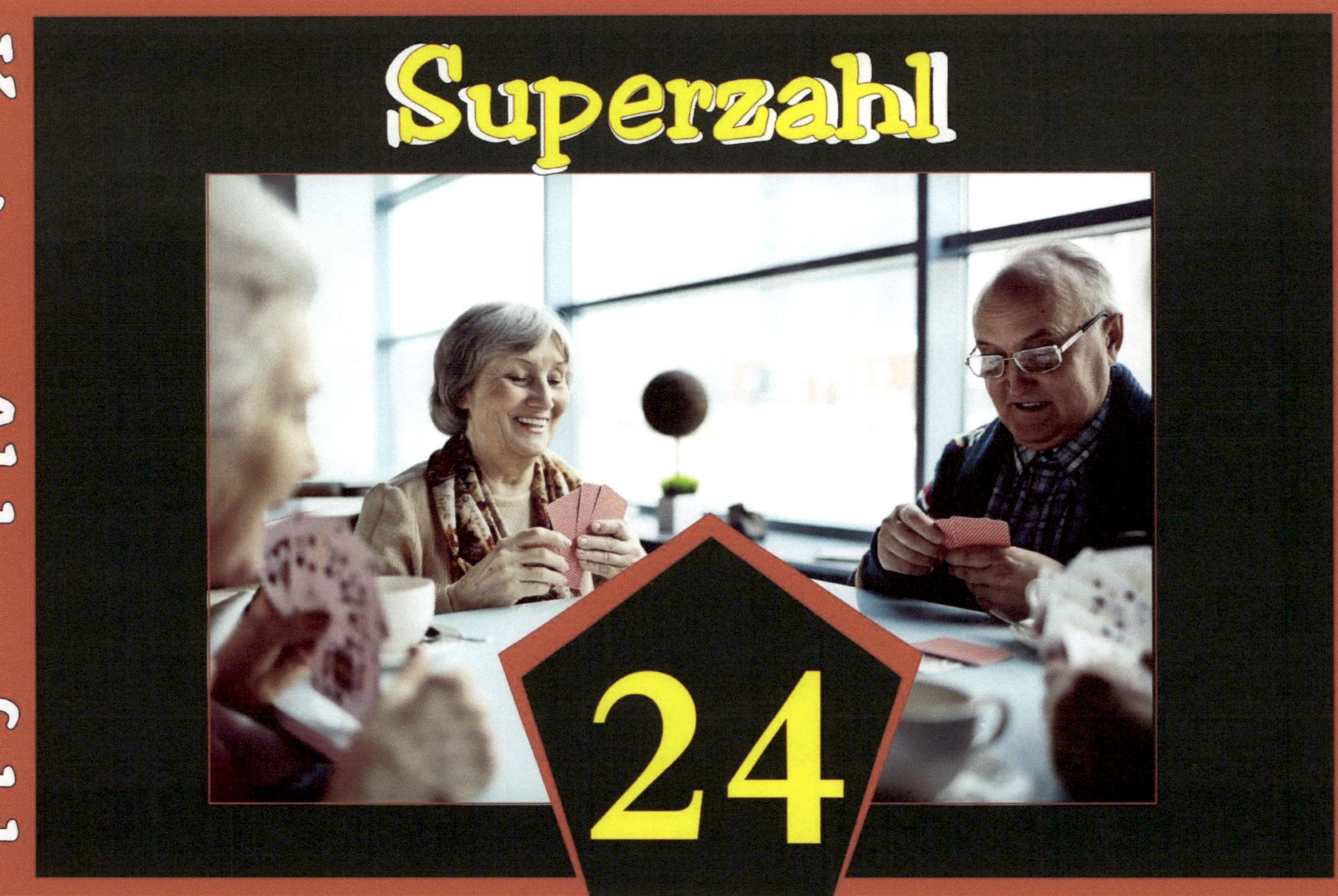

Karten-Ablegefeld

Karten-Ziehfeld

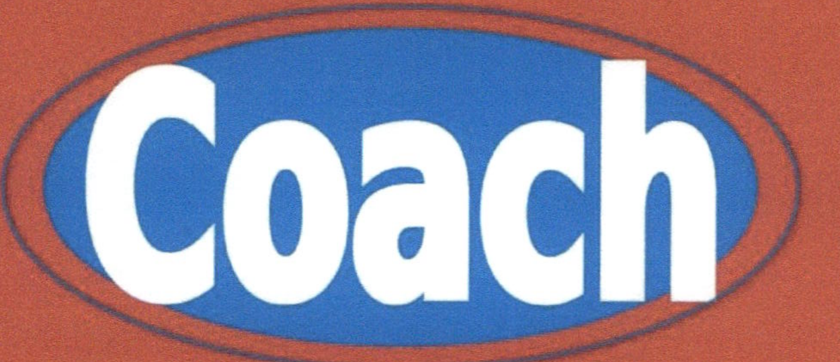
Coach
AktivierungsCoach.de

1
Coach
AktivierungsCoach.de

1
Coach
AktivierungsCoach.de

1
Coach
AktivierungsCoach.de

1
Coach
AktivierungsCoach.de

2
Coach
AktivierungsCoach.de

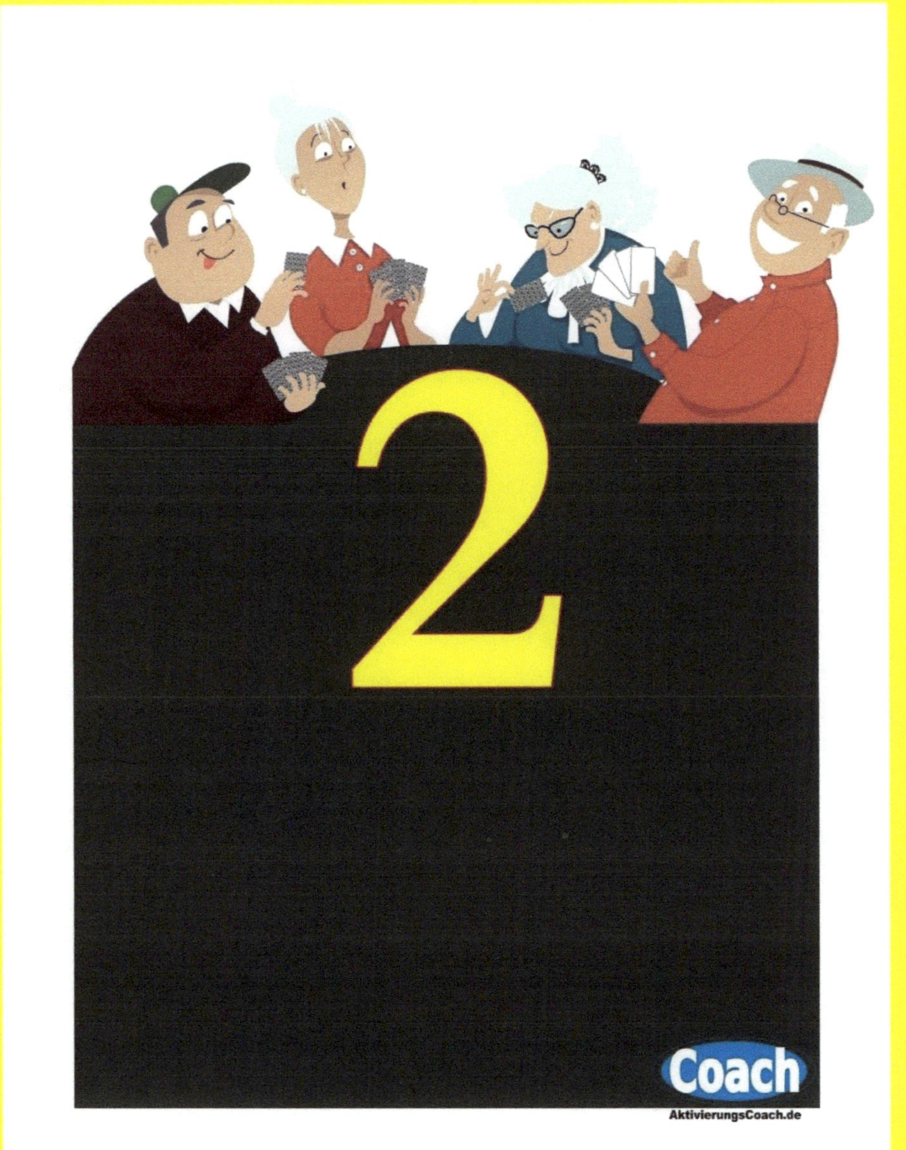
1
Coach
AktivierungsCoach.de

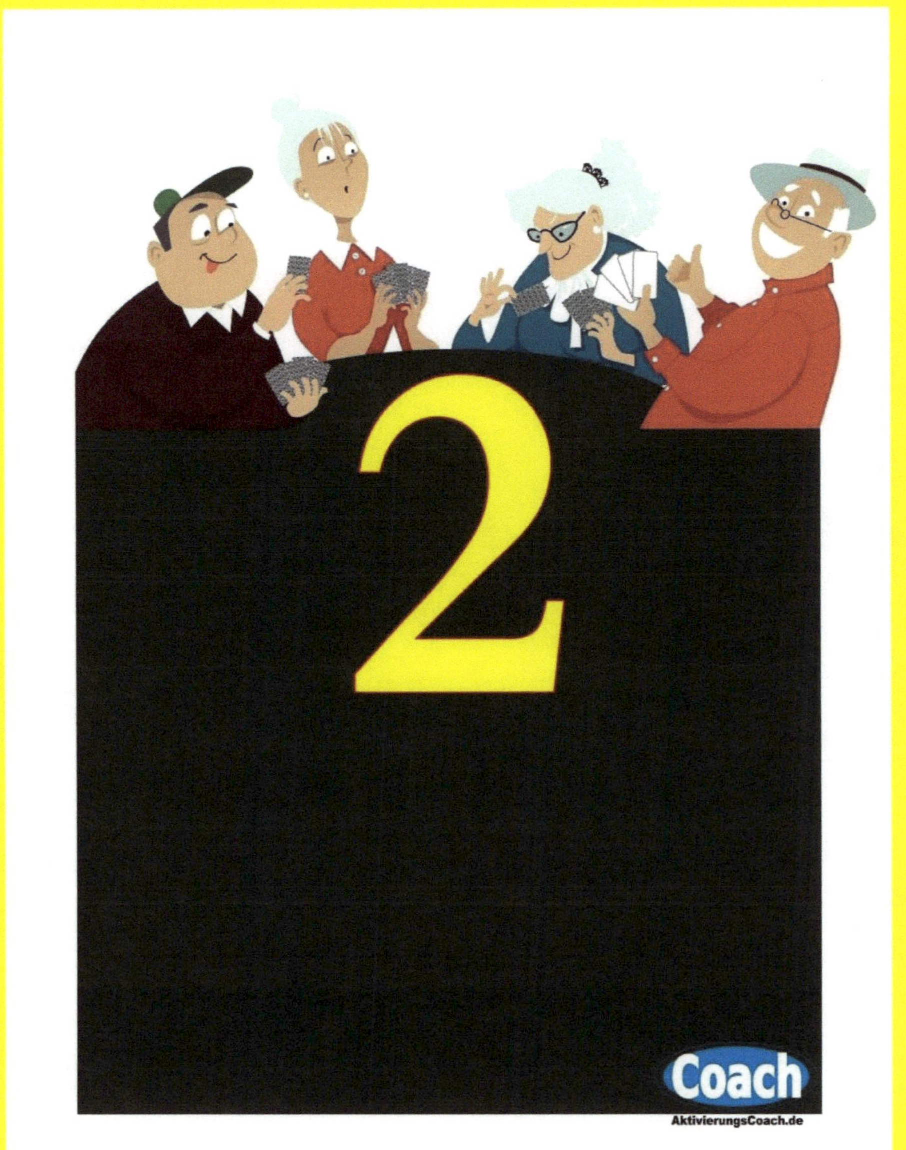

2
Coach
AktivierungsCoach.de

3
Coach
AktivierungsCoach.de

2
Coach
AktivierungsCoach.de

3
Coach
AktivierungsCoach.de

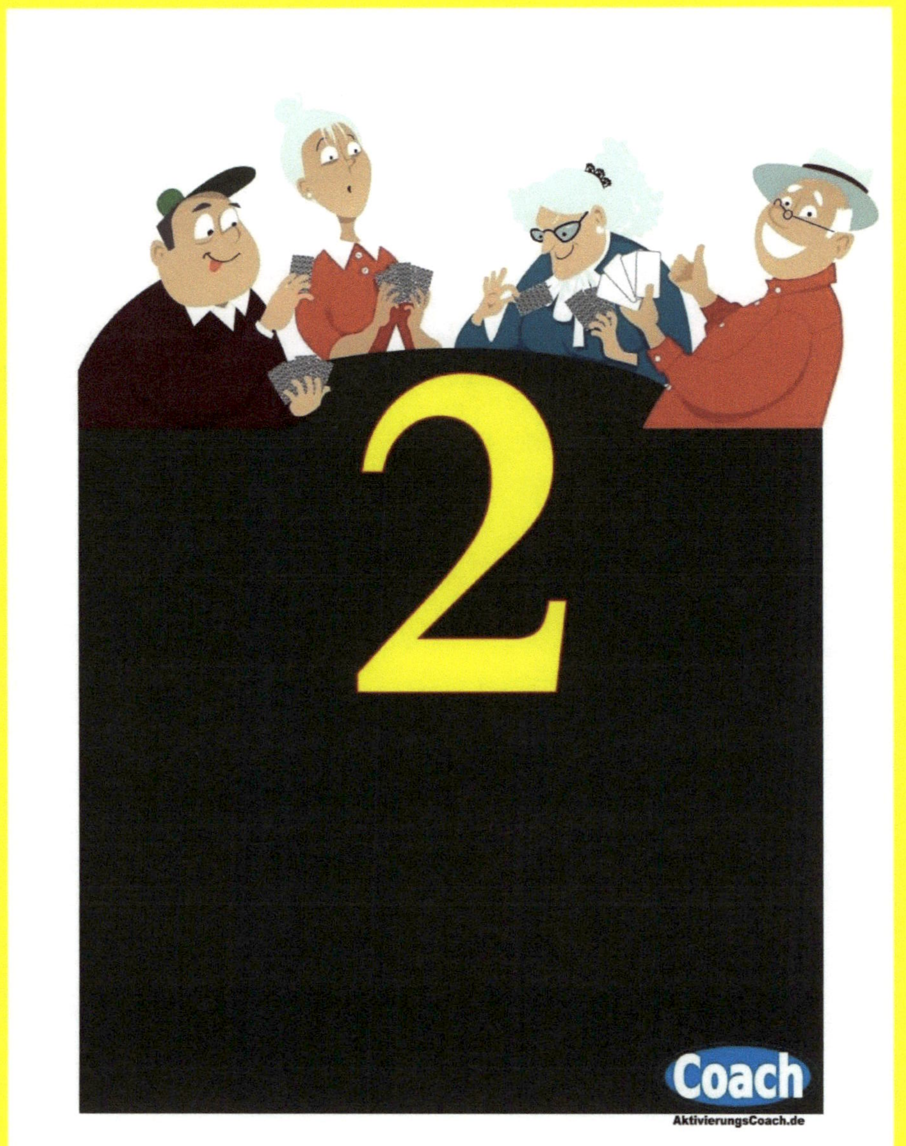
2
Coach
AktivierungsCoach.de

3
Coach
AktivierungsCoach.de

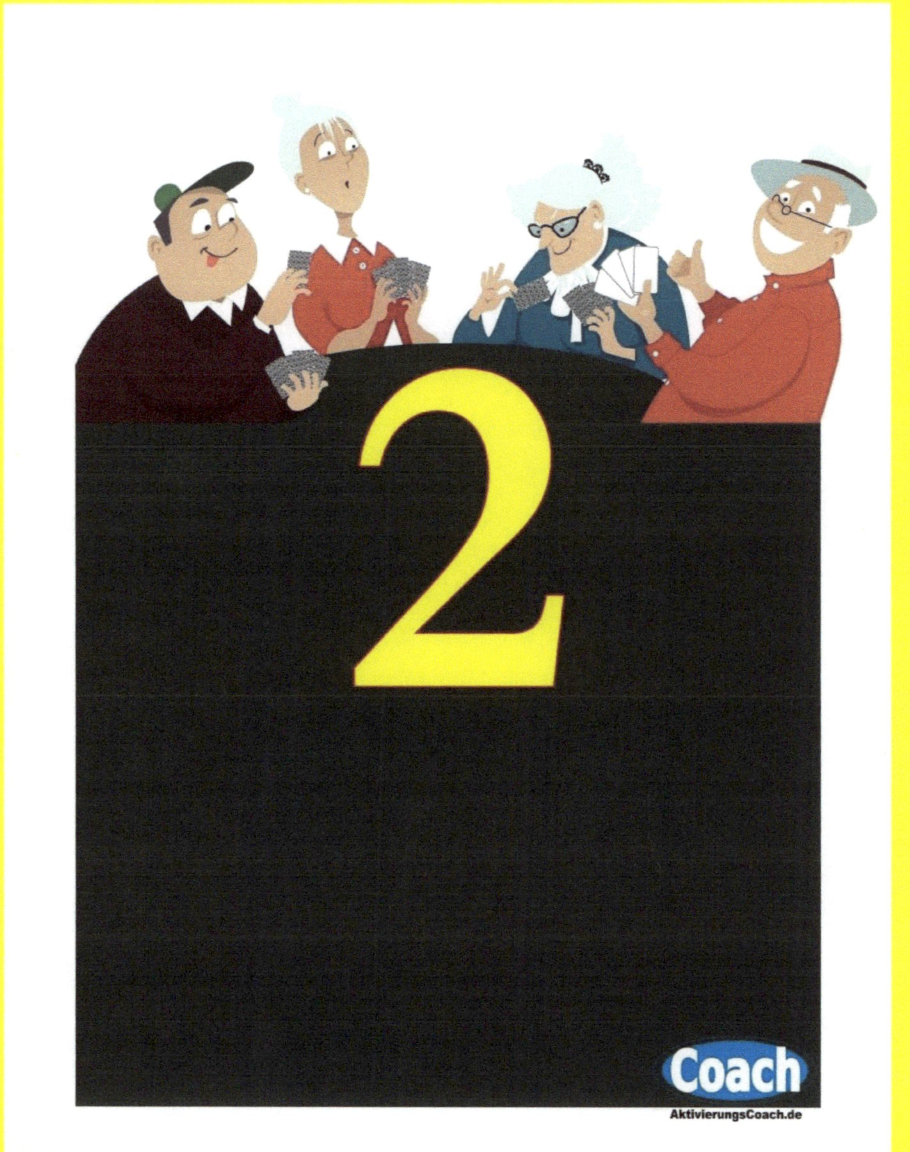

2
Coach
AktivierungsCoach.de

3
Coach
AktivierungsCoach.de

2
Coach
AktivierungsCoach.de

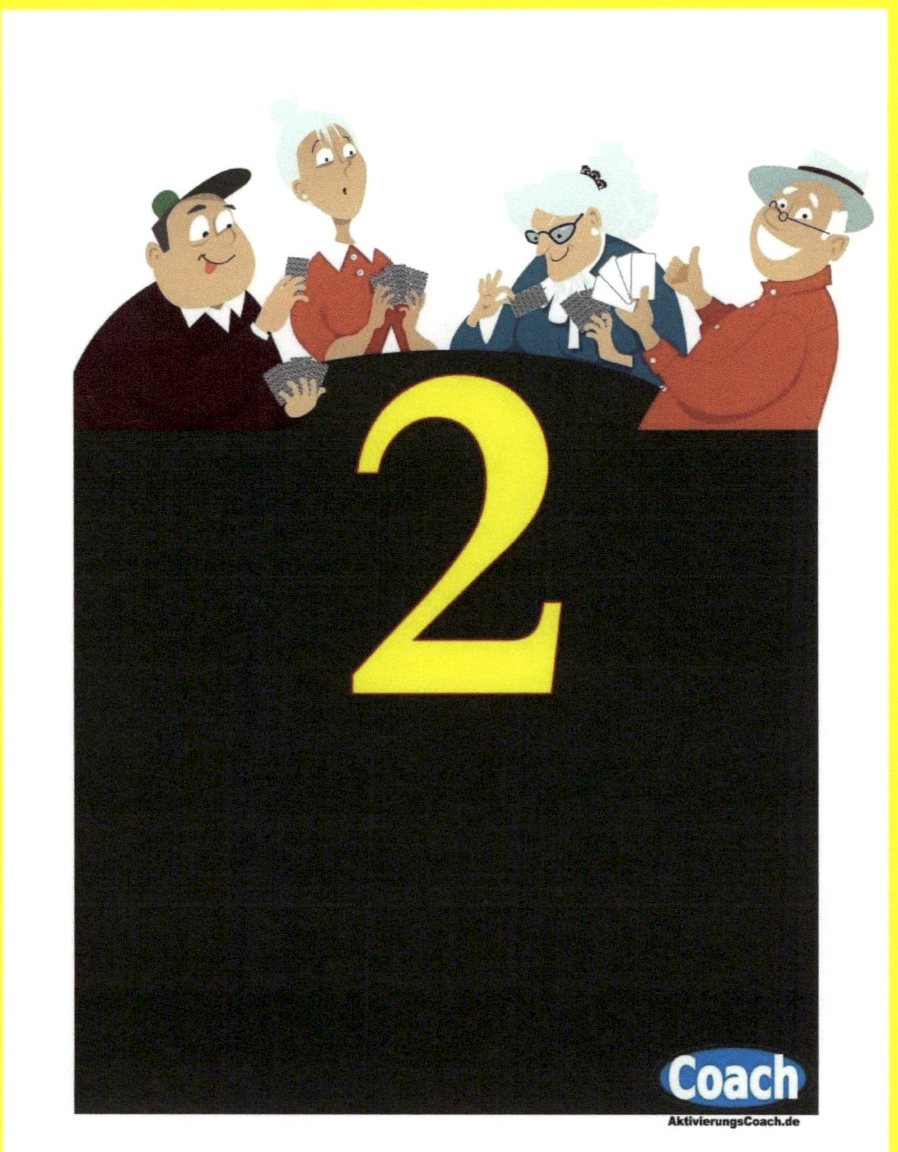
3
Coach
AktivierungsCoach.de

2
Coach
AktivierungsCoach.de

3
Coach
AktivierungsCoach.de

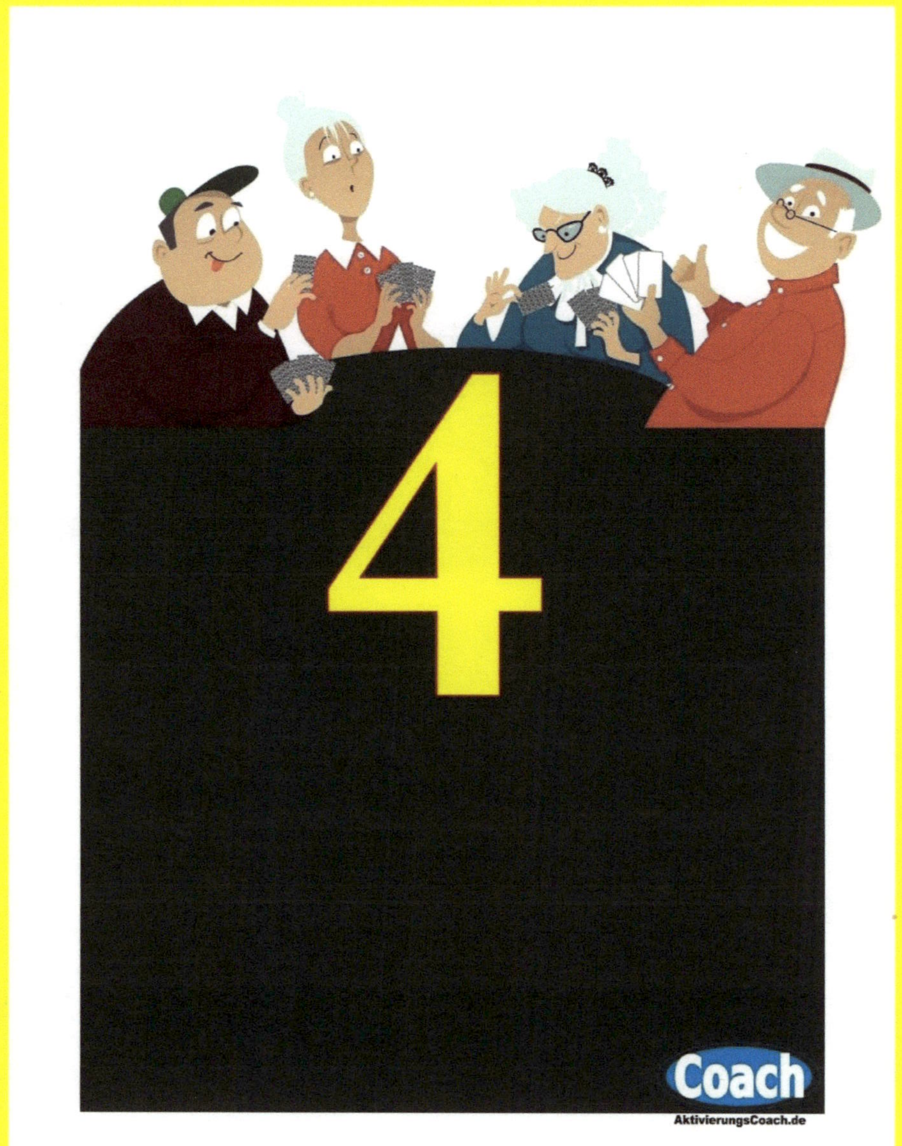

4
Coach
AktivierungsCoach.de

3
Coach
AktivierungsCoach.de

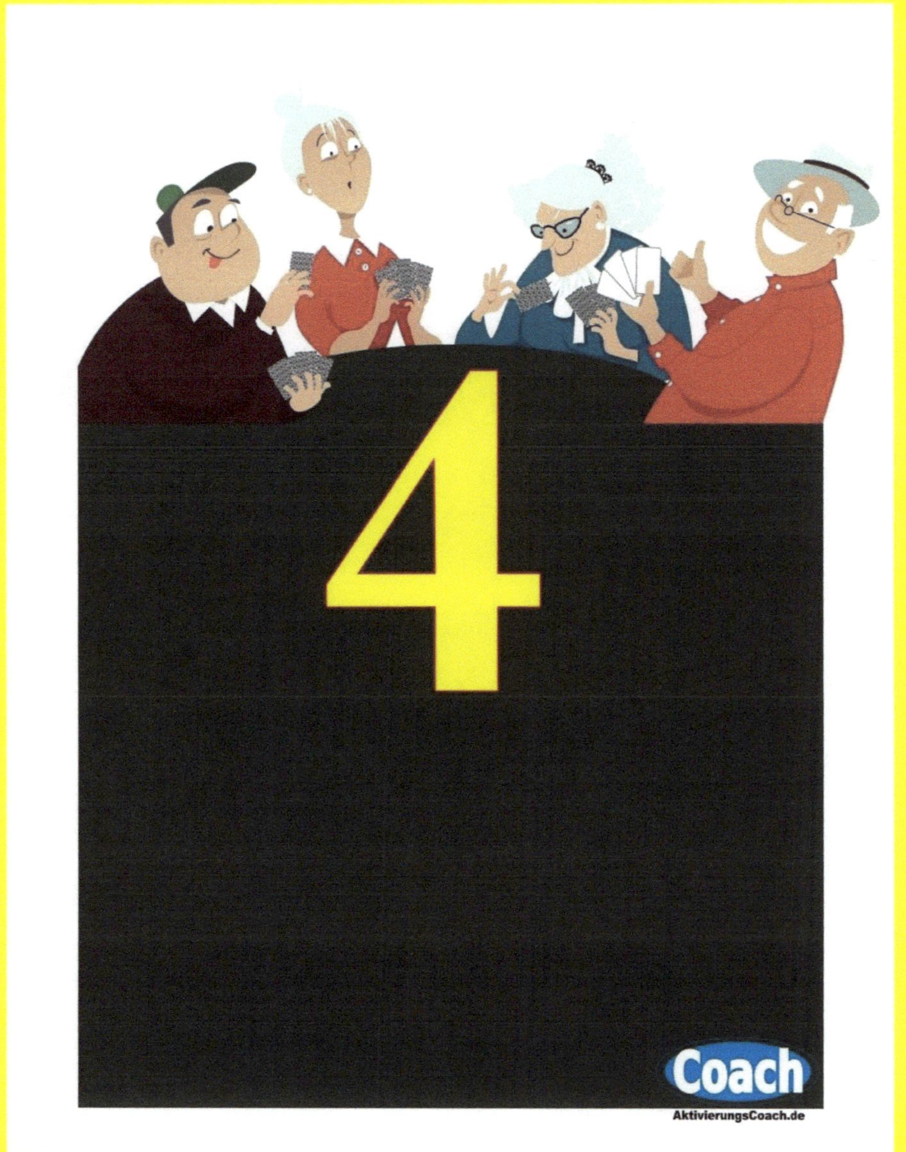
4
Coach
AktivierungsCoach.de

3
Coach
AktivierungsCoach.de

3
Coach
AktivierungsCoach.de

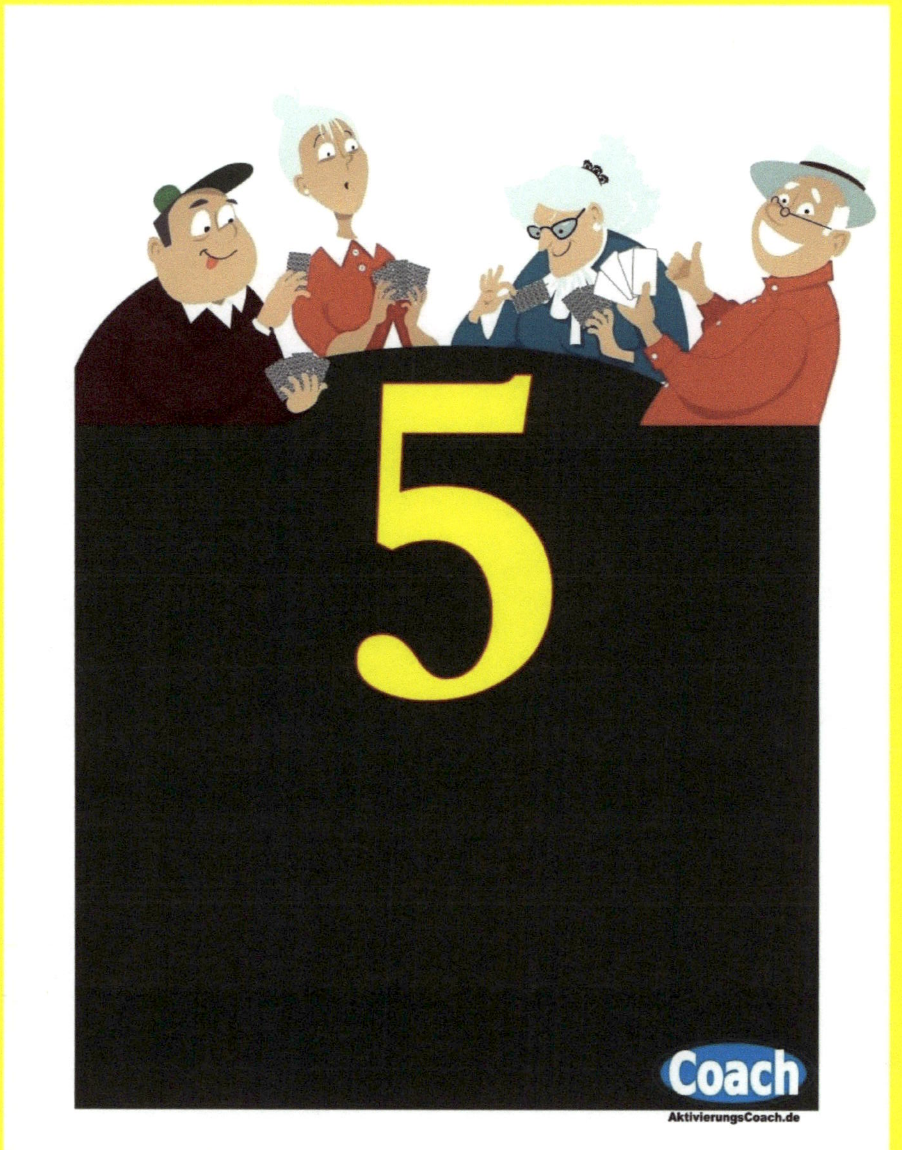

5
Coach
AktivierungsCoach.de

5
Coach
AktivierungsCoach.de

3
Coach
AktivierungsCoach.de

5
Coach
AktivierungsCoach.de

3
Coach
AktivierungsCoach.de

5
Coach
AktivierungsCoach.de

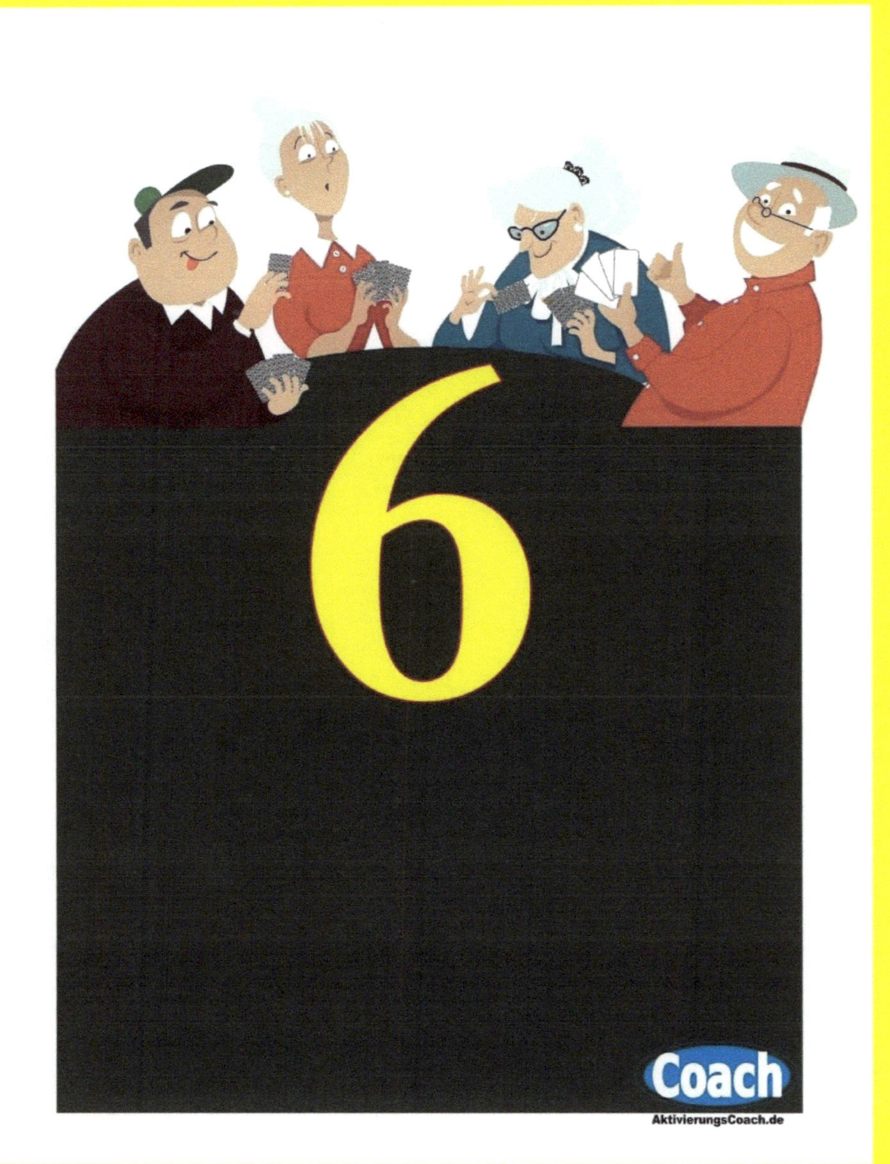

6
Coach
AktivierungsCoach.de

5
Coach
AktivierungsCoach.de

6
Coach
AktivierungsCoach.de

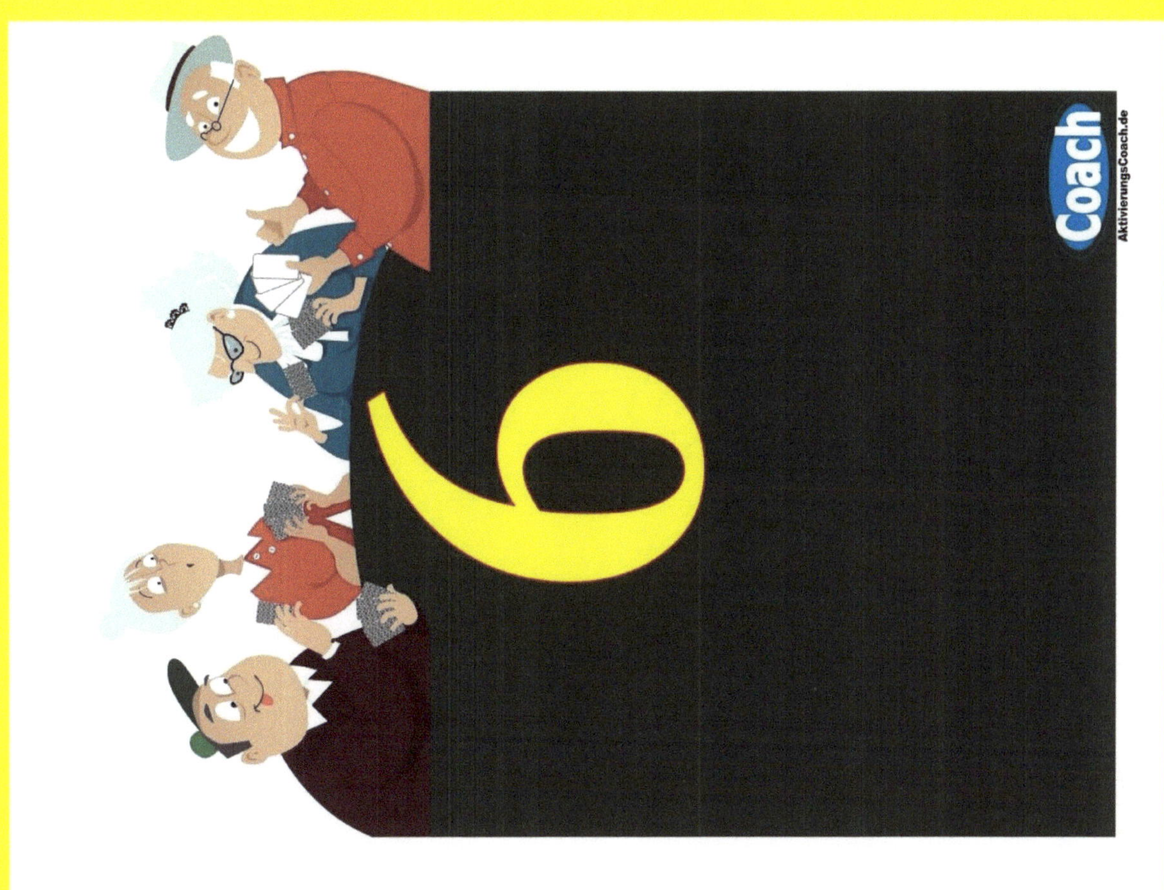

6
Coach
AktivierungsCoach.de

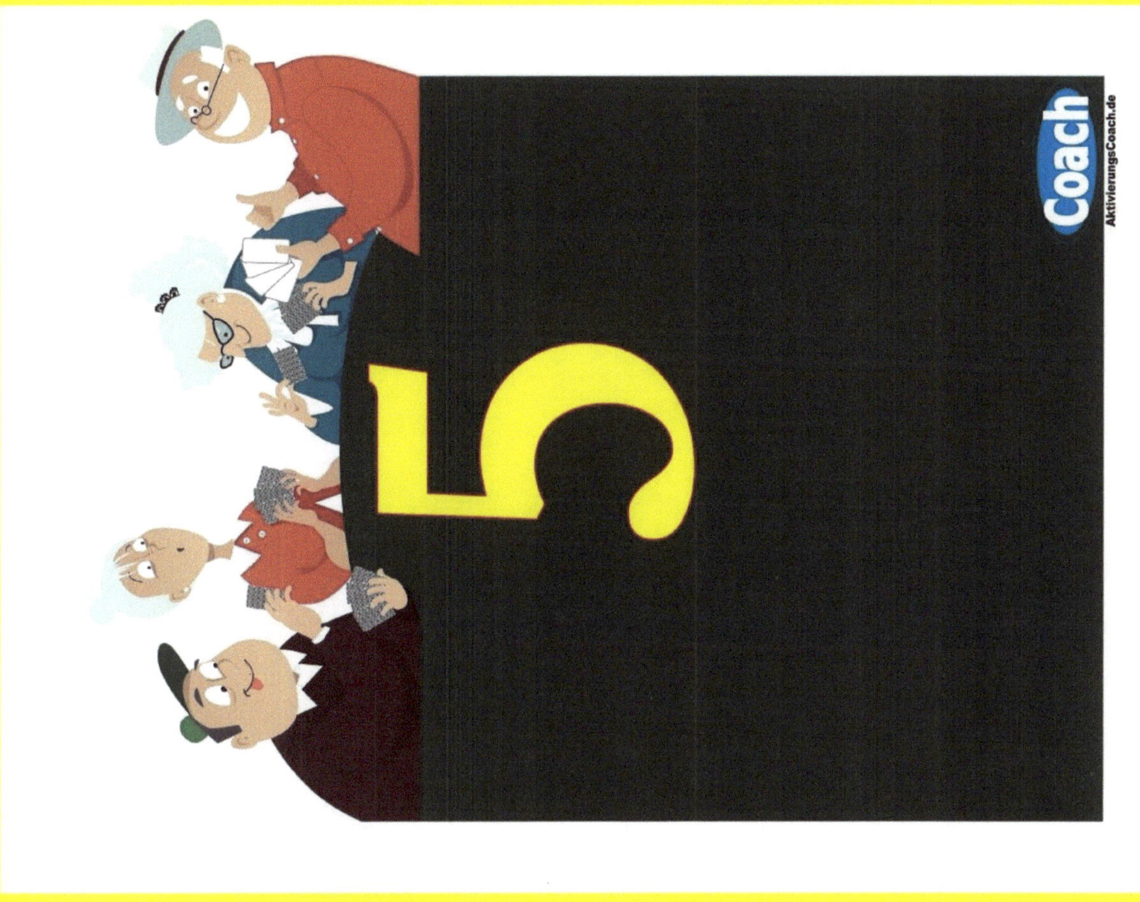

5
Coach
AktivierungsCoach.de

7
Coach
AktivierungsCoach.de

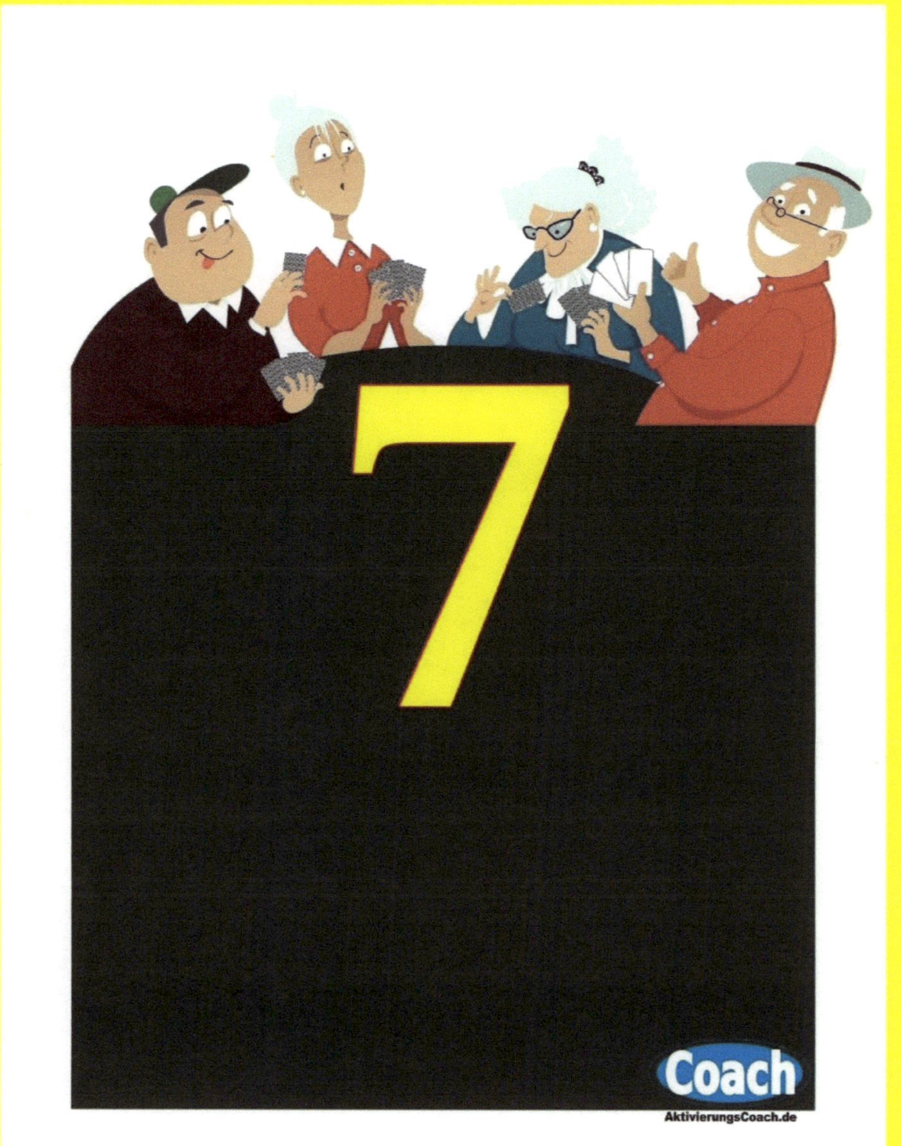

6
Coach
AktivierungsCoach.de

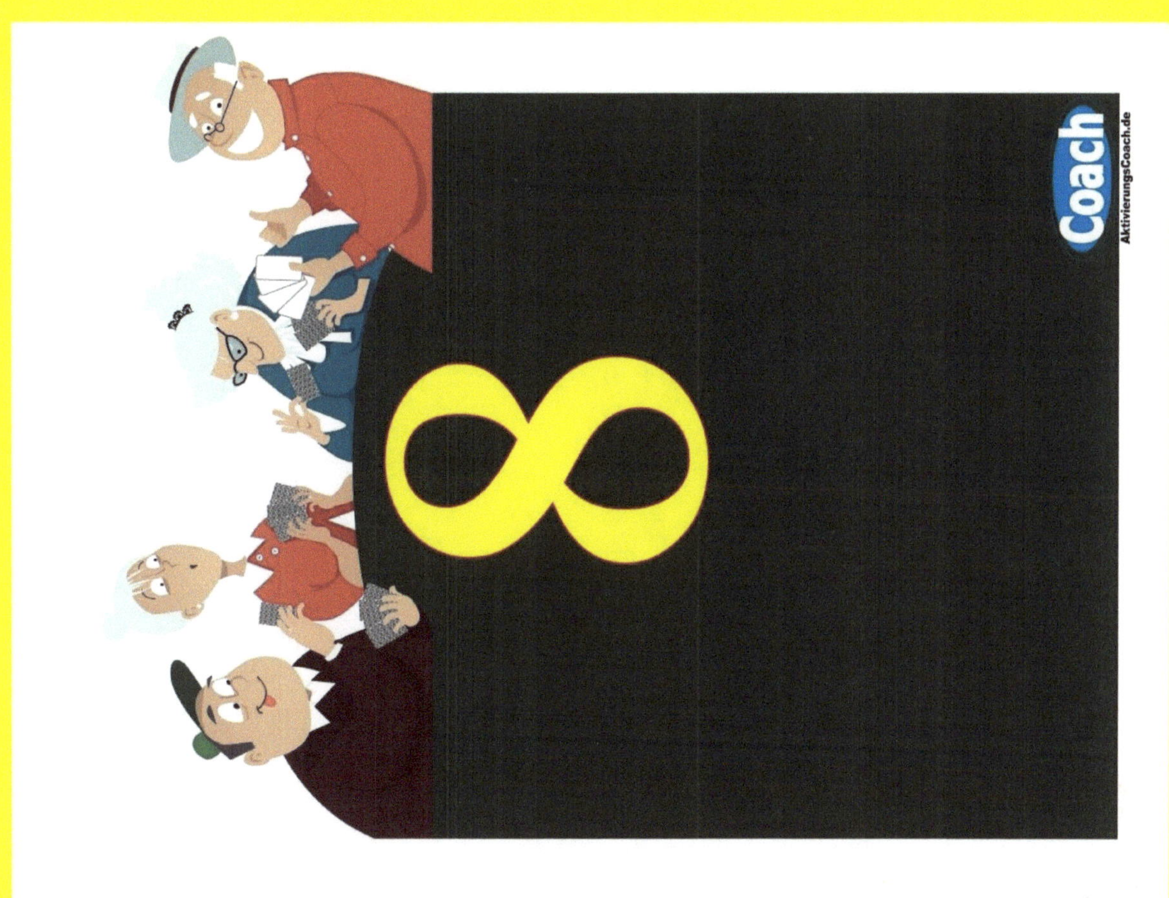

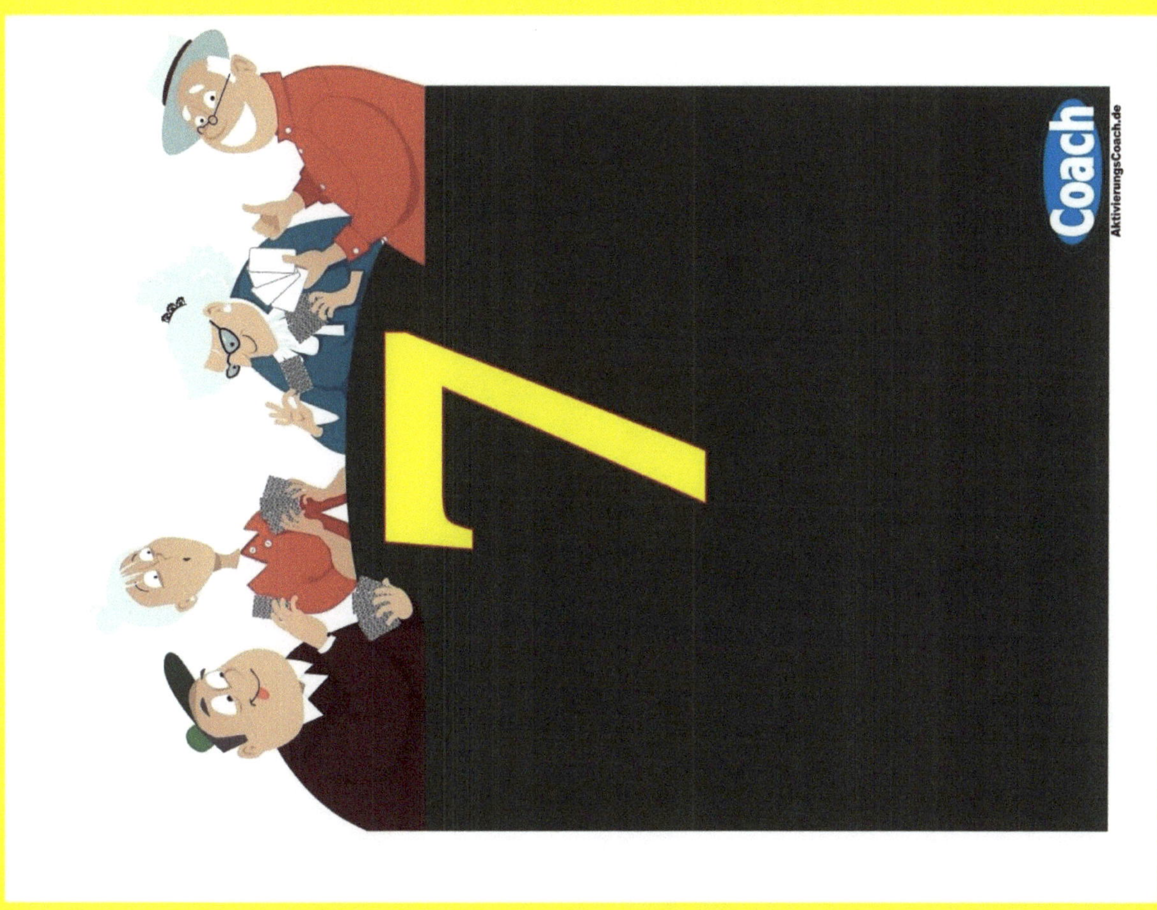

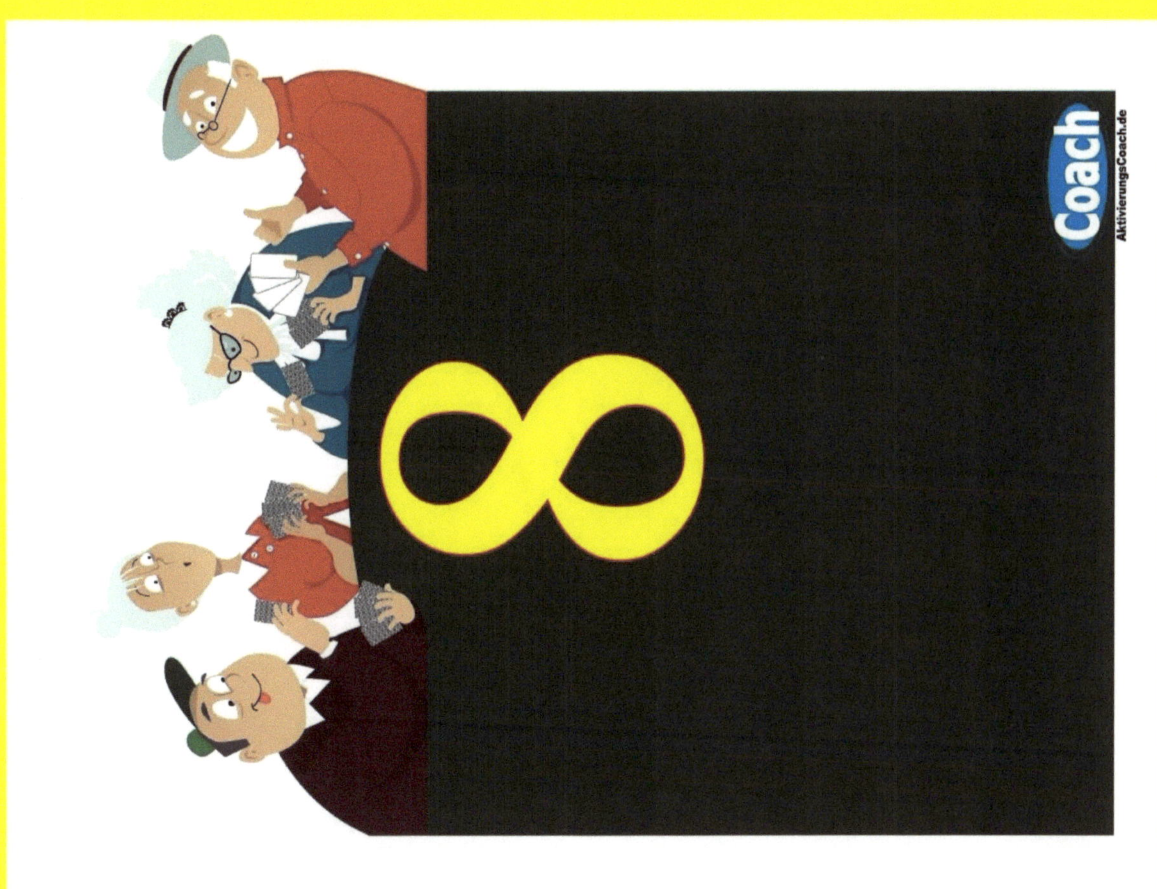
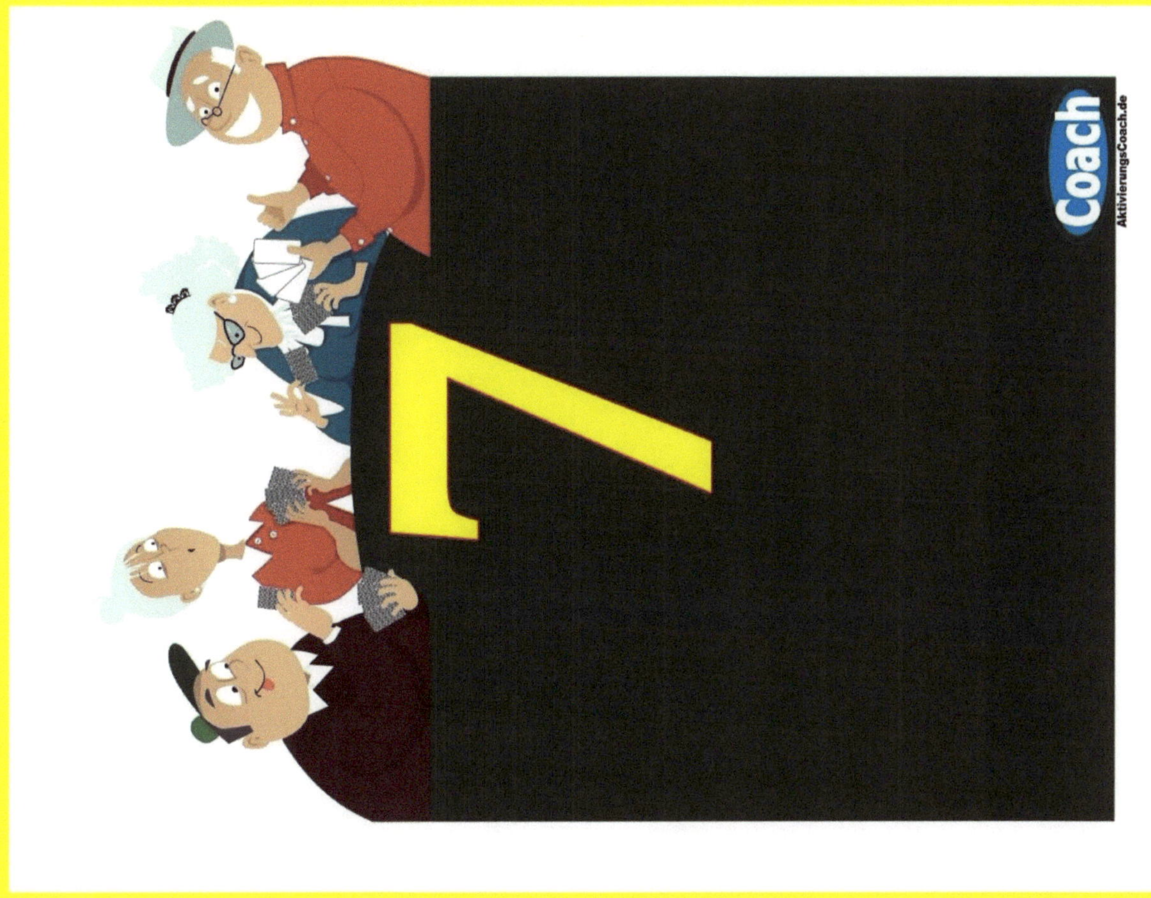

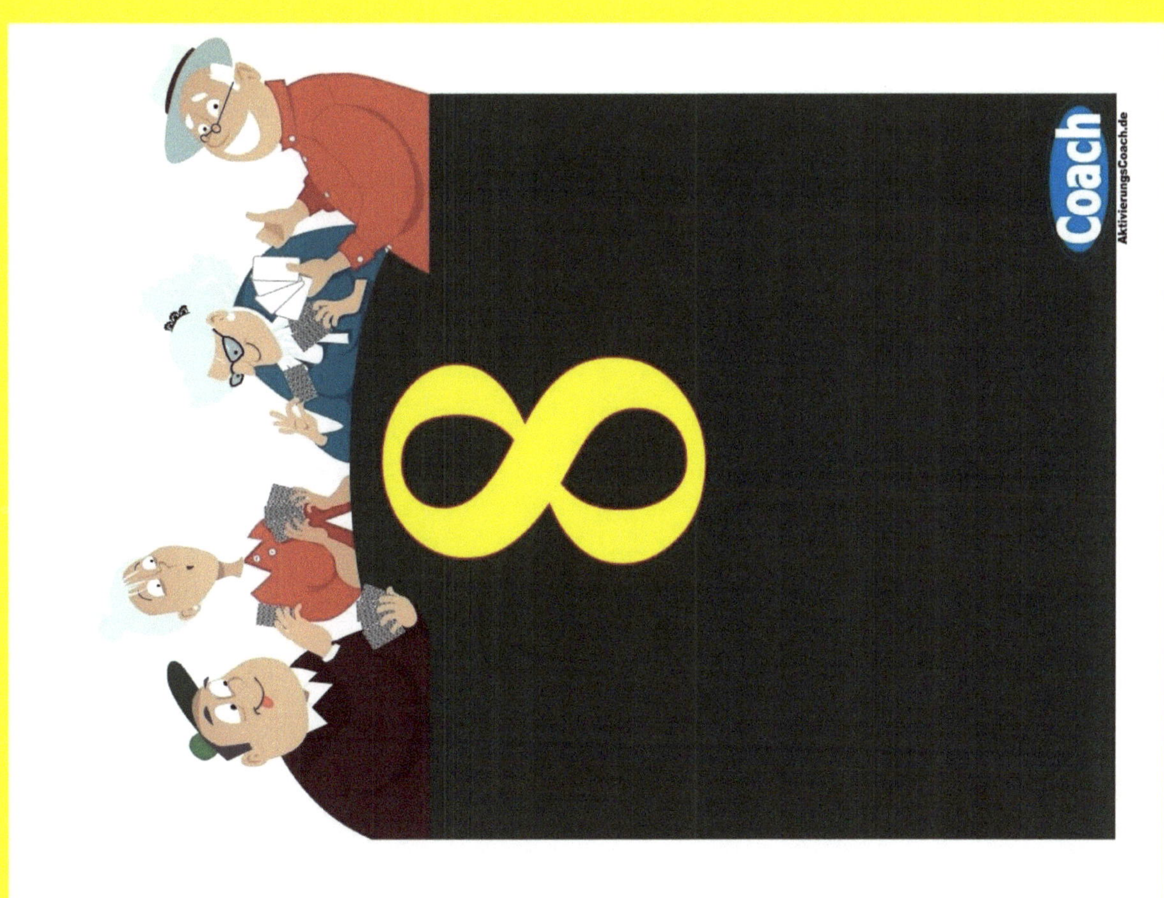

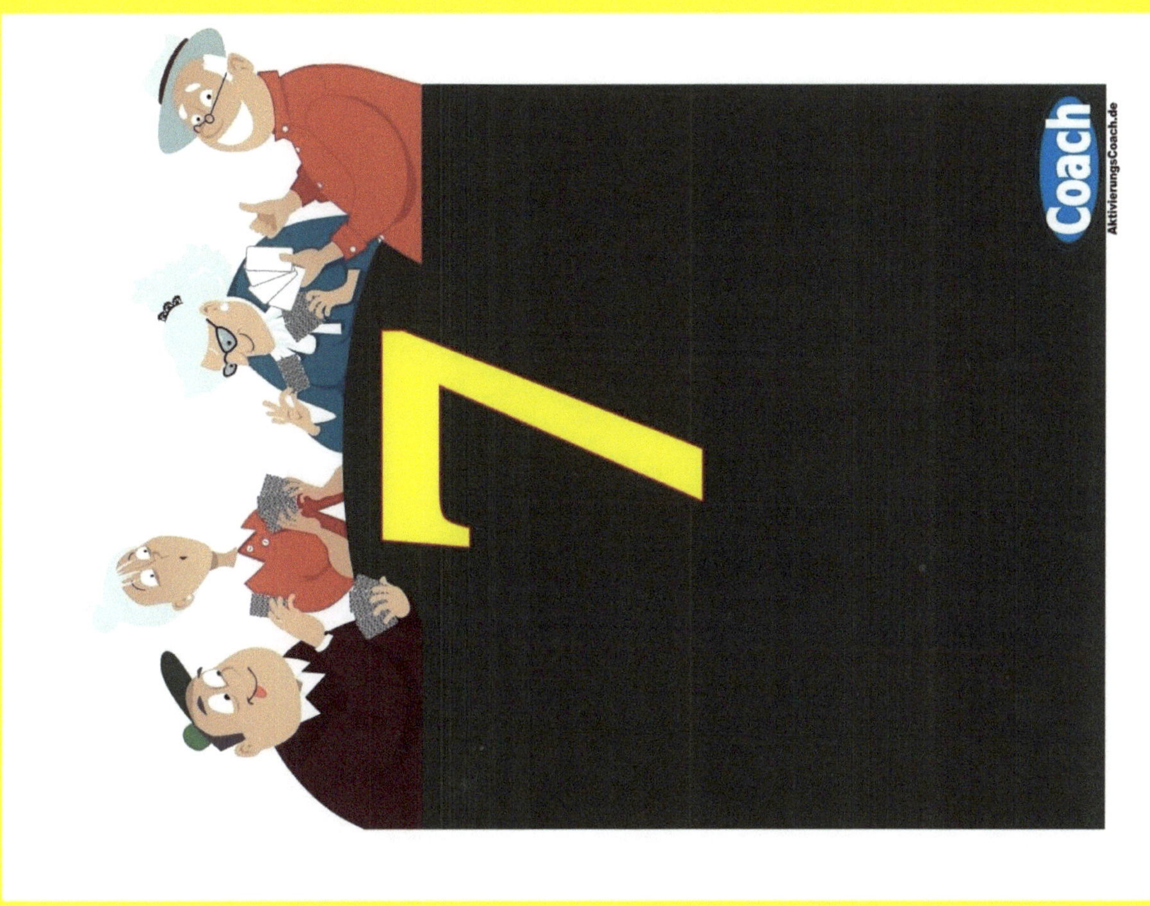

7
Coach
AktivierungsCoach.de

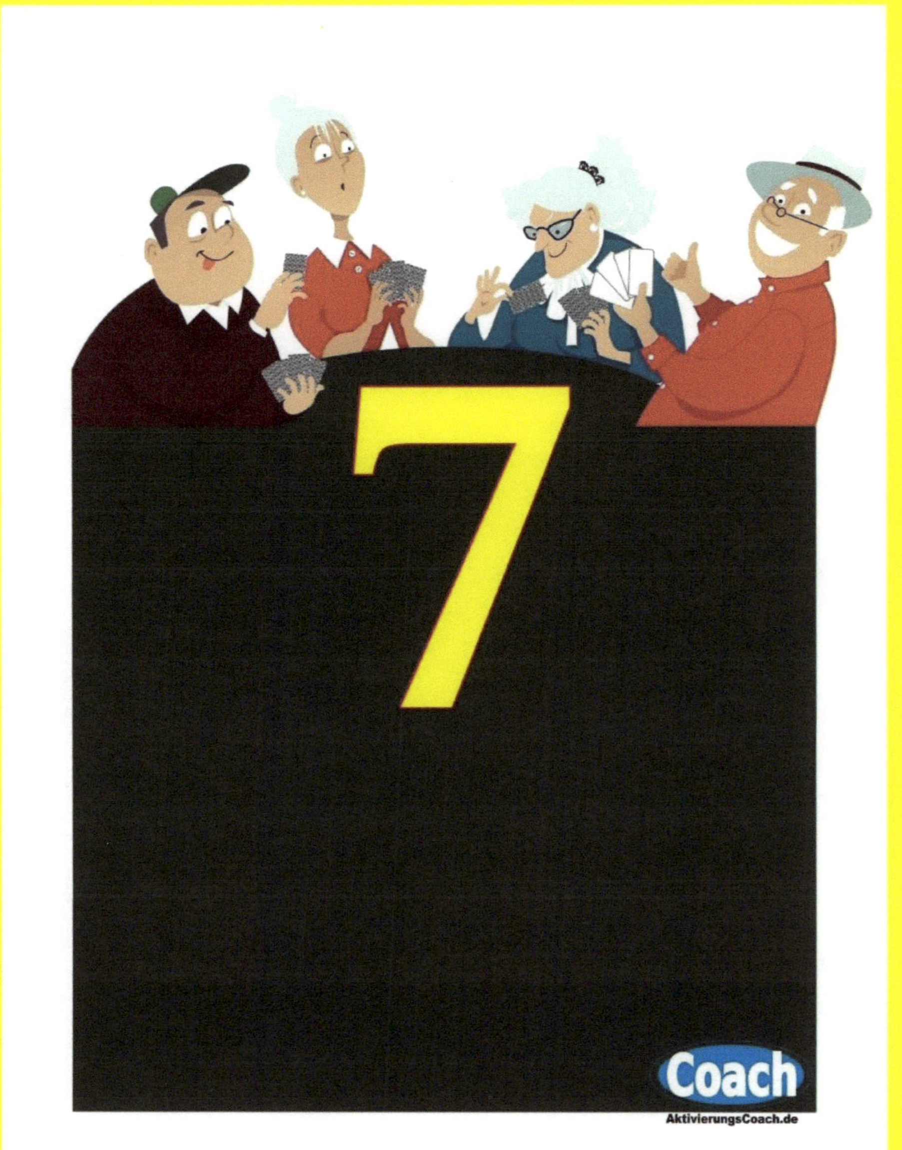

8
Coach
AktivierungsCoach.de

7
Coach
AktivierungsCoach.de

8
Coach
AktivierungsCoach.de